健康文化建设书系

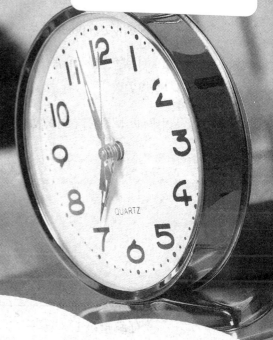

张 寅◎编著

关注失眠的危害

GUAN ZHU SHI MIAN DE WEI HAI

西安电子科技大学出版社

图书在版编目 (CIP) 数据

关注失眠的危害 / 张寅编著 . — 西安 : 西安电子
科技大学出版社 , 2013.1

ISBN 978-7-5606-3023-6

Ⅰ . ①关… Ⅱ . ①张… Ⅲ . ①失眠－防治 Ⅳ .
① R749.7

中国版本图书馆 CIP 数据核字 (2013) 第 028144 号

关注失眠的危害

张　寅　编著

责任编辑：王　瑛
出版发行：西安电子科技大学出版社（西安市太白南路 2 号）
电　　话：（029）88242885 88201467　邮　编：710071
网　　址：//www.xduph.com　电子邮箱：xdupfxb001@163.com
经　　销：新华书店
印刷单位：北京兴星伟业印刷有限公司
版　　次：2013 年 4 月第 1 版　2013 年 4 月第 1 次印刷
开　　本：710 毫米 ×1000 毫米　1/ 16　印　张 13
字　　数：198 千字
印　　数：1 ～ 5000 册
定　　价：25.80 元
ISBN 978-7-5606-3023-6
XDUP 3315001-1
***** 如有印装问题可调换 *****

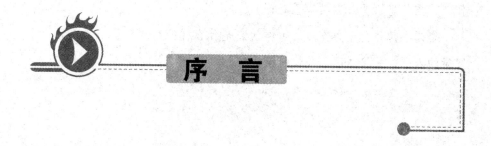

序 言

世界睡眠日是由世界睡眠医药组织于 2001 年 3 月 14 日发起的一项全球睡眠和健康计划，目的是希望引起人们对睡眠重要性和睡眠品质的关注，除第一届定为 3 月 14 日之外，日期均定为每年三月的第三个周五。2003 年中国睡眠研究会把"世界睡眠日"正式引入中国。

中国睡眠研究会公布的最新睡眠调查结果显示，中国成年人失眠发生率为 38.2%，高于国外发达国家的失眠发生率。医学研究表明，偶尔失眠会造成第二天疲倦和动作不协调，长期失眠则会带来注意力不能集中、记忆出现障碍和工作力不从心等后果。

符合科学的健康睡眠是保持旺盛精力和充沛体力的重要因素。在社会高速发展的形势下，我们通常很重视个人的某些能力，如工作能力、创造力、学习能力等，却忽视个体面对各种逆境时的主动调控能力。形成"工作能力强而心理脆弱，意志坚强而睡眠被剥夺"的现象，这是导致睡眠障碍的重要因素之一。对广大民众进行睡眠相关科学知识的普及和宣教，可提高公众对健康睡眠的自我管理能力，这也是设定"世界睡眠日"的根本目的。

睡眠不足对人体所带来的危害，相信大家都耳熟能详了：精力不济、反应迟钝、记忆力衰退、免疫力降低，甚至使机体过早地衰老。

　　我们人类还须遵循宇宙万物的规律，日出而作，日落而息，尊重劳作，尊重休息（也就是要尊重睡眠）。

　　您想不想体会精力充沛的工作状态是什么样的？那就从今天起做一个健康的人吧，关注睡眠，关注健康！

目 录

序 言

第一章 睡眠与健康的关系

第二章 困扰睡眠的因素

第三章　睡眠与生命的关系

第四章　影响睡眠的因素

第五章　孩子的睡眠

第六章　外部环境与睡眠

结束语

第 一 章

睡眠与健康的关系

地球是人类迄今为止发现的唯一有生命的星球。生命是生生不息的，它有运动也有养息（也就是睡眠）。

睡眠是动物最基本的本能需要，早在两千多年以前的《内经》等经典著作中就有对睡眠的论述。尽管人们对睡眠的兴趣和议论持续了数千年，但真正具有科学性的研究直到 19 世纪下半叶才陆续开始。进入 20 世纪后，更有不少科学家从不同的角度对睡眠进行了研究。人们开始懂得睡眠并不只是一种简单的被动状态，而是不同时相，不同心理、生理现象的有规律的周期性变迁，是一种主动的生理过程。

第一节　健康的概念

健康的英文是：health。在一些词典中，"健康"通常被简单扼要地定义为"机体处于正常运作状态，没有疾病"。这是传统的健康的概念。通常，我们确实是把疾病看成是机体受到干扰，导致人体功能下降、生活质量受到损害（主要由肉体疼痛引起）或早亡。

在《辞海》中健康的概念是："人体各器官系统发育良好、功能正常、体质健壮、精力充沛，并具有良好劳动效能的状态。通常用人体测量、体格检查和各种生理指标来衡量。"这种提法要比"健康就是没有病"完善些，但仍然是把人作为生物有机体来对待，因为它虽然提出了"劳动效能"这一概念，但仍未把人当做社会人来对待。对健康的这种认识，在生物医学模式时代被公认是正确的。

在我们的词典里，为什么会对健康有上述的注释呢？其原因不外乎两点：一是编写词典的作者根本不知道世界卫生组织（WHO）在 1946 年就有对"健康"的定义；二是他自己对健康的认识就是如此。然而，一般大众认为，健康就是"机体处于正常运作状态，没有疾病"。这个概念，在当时是被广大群众所认可和接受的，其中包括医疗工作者。因为，在过去的很长一段时间内，我们对"心理和社会适应能力上的完好状态"处于无知的状态。直到改革开放后的近几年，人们才开始重视心理和社会适应能力对健康的影响。有位 20 世纪 60 年代医科大学毕业的医生介绍说，他在校学习的时候有两门课没有好好地学，一门是营养学，另一门就是心理卫生。营养学没有好好学的原因，是当时连肚子都吃不饱，还谈什么营养？至于心理卫生，他认为那是唯心主义的东西。

关于健康和疾病的概念，《简明不列颠百科全书》（1985 年中文版）的定义是："健康，是使个体能长时期地适应环境的身体、情绪、精神及社交方面的能力"，"疾病，是以产生症状或体征的异常生理或心理状态，是人体在致病因素的影响下，器官组织的形态、功能偏离正常标准的状态"，"健康可用可测量的数值（如身高、体重、体温、脉搏、血压、视力等）来衡量，但其标准很难掌握"。这一概念虽然提到了心理因素，但在测量和疾病分类方面没有具体内容，可以说这是健康从生物医学模式向生物、心理、社会医学模式过渡过程中的产物。一方面，这种转化尚缺乏足够的临床实践资料来提供理论的概括；另一方面，撰写者虽然接受了新的医学模式的思想，但难以作进一步的理论探讨。因此，它还没有达到1946年世界卫生组织成立时在它的宪章中所提到的健康的概念——健康乃是一种在身体上、精神上和社会上的完满状态，而不仅仅是没有疾病和虚弱的状态。

事实上，要对健康作出确切的定义很难。因为即使没有明显的疾病，人们对健康或不健康的感觉也具有很大的主观性。毫无疑问，一个人觉得身体健康，不等于他身体没有病。

世界卫生组织把人的健康从生物学的意义扩展到了精神和社会关系（社会相互影响的质量）两个方面，把人的身心、家庭和社会生活的健康状态均包括在内。

现代健康的含义并不仅是传统所指的身体没有病而已，根据世界卫生组织的解释，健康不仅指一个人身体没有出现疾病或虚弱现象，还指一个人生理上、心理上和社会上的完好状态，这就是现代关于健康的较为完整的科学概念。

现代健康的含义是多元的、广泛的，包括生理、心理和社会适应性三个方面，其中社会适应性归根结底取决于生理和心理的素质状况。心理健康是生理健康的精神支柱，生理健康又是心理健康的物质基础。良好的情绪状态可以使生理功能处于最佳状态，反之，则会降低或破坏某种功能而引起疾病。生理状况的改变可能带来相应的心理问题，生理上的缺陷、疾病，特别是痼疾，往往会使人产生烦恼、焦躁、忧虑、抑郁等不良情绪，导致各种不正常的心理状态。作为身心统一体的人，生理和心理是紧密依存的两个方面。

综上所述，健康就是指一个人在身体、精神和社会等方面都处于良好的一种状态。传统的健康观是"无病即健康"，现代人的健康观是整体健康。世界卫生组织提出"健康不仅是躯体没有疾病，还要具备心理健康、社会适应良好和有道德"。因此，现代人的健康内容包括躯体健康、心理健康、心灵健康、社会健康、智力健康、道德健康、环境健康等。健康是人的基本权利，是人生最宝贵的财富之一；健康是生活质量的基础；健康是人类自我觉醒的重要方面；健康是生命存在的最佳状态，它有着丰富深刻的内涵。

第二节 身体健康的标准

世界卫生组织给健康提出了十条标准：

（1）有足够充沛的精力，能从容不迫地应付日常生活和工作的压力。

（2）处事乐观，态度积极，乐于承担责任，不挑剔事务的巨细。

（3）善于休息，睡眠良好。

（4）应变能力强，能适应各种环境的变化。

（5）能够抵抗一般性感冒和传染病。

（6）体重适当，身体匀称；站立时，头、肩、臂位置协调。

（7）眼睛明亮，反应敏锐，眼睑不发炎。

（8）牙齿清洁，无空洞，无痛感；牙龈颜色正常，无出血现象。

（9）头发有光泽，无头皮屑。

（10）肌肉、皮肤有弹性，走路感到轻松。

此外，又提出以下九个方面：

食得快：进食时有很好的胃口，能快速吃完一餐饭而不挑剔食物。这证明内脏功能正常。

便得快：一旦有便意，能很快排泄大小便，且感觉轻松自如，在精神上有一种良好的感觉。这说明胃肠功能良好。

睡得快：上床能很快熟睡，且睡得深。醒后精神饱满，头脑清醒。

说得快：语言表达正确，说话流利。这表示头脑清楚，思维敏捷，中气充足，心、肺功能正常。

走得快：行动自如、转变敏捷。这证明精力充沛旺盛。

良好的个性：性格温和，意志坚强，感情丰富，具有坦荡胸怀与达观心境。

良好的处世能力：看问题客观现实，具有自我控制能力，能适应复杂的社会环境，对事物的变迁能始终保持良好的情绪，能保持对社会外环境与机体内环境的平衡。

良好的人际关系：待人接物能大度和善，不过分计较，能助人为乐，与人为善。

适量运动：运动能改变血液中的化学成分，有利于防止动脉血管硬化，保护血液，维护心血管系统的健康。要经常参加以耐力性为主的运动项目，如跑步、球类运动、登山等。

随着经济的高速发展、生活节奏的不断加快，"太累"、"太疲劳"已是人们日常生活中的"流行词"了。心理疲劳正在成为现代社会、现代人的"隐形杀手"。

研究表明，心理疲劳是由长期的精神紧张压力、反复的心理刺激及复杂的恶劣情绪逐渐影响形成的，如果得不到及时疏导化解，长年累月，在心理上会造成心理障碍、心理失控甚至心理危机，在精神上会造成精神委靡，引发多种心身疾患，如紧张不安、动作失调、失眠多梦、记忆力减退、注意力涣散、工作效率下降等，以及引起诸如偏头痛、荨麻疹、高血压、缺血性心脏病、消化性溃疡、支气管哮喘、月经失调、性欲减退等疾病。

缓解心理疲劳的方法如下：

第一，要学会自我调节。关键在于平时要养成开朗、乐观的性格，遇到困难要有信心、有主见，同时待人处事要随和，这样方能避免由于生闷气、无端的发怒而引起心理疲劳。

第二，避免不必要的心理浪费。生活中不尽如人意的事很多，当你意识到某些令人烦心的事不能改变时，最好还是面对它，这并不意味着懦弱，反而说明你有勇气、有信心，应避免那些无休止的、让人筋疲力尽的苦思冥想和不切实际的幻想，这是节省心理能量、减少心理疲劳的最佳方法。

第三节　心理健康的标准

人类对健康的认识不仅体现在身体上，而且也注意到了心理健康。

一般认为个体能够适应发展着的环境，具有完善的个性特征，且其认知、情绪反应、意志行为均处于积极状态，并能保持正常的调控能力；生活实践中，能够正确认识自我，自觉控制自己，正确对待外界影响，使心理保持平衡协调。说明个体已具备了心理健康的基本特征。

随着社会文明的不断进步，人们对幸福和健康有了更高的追求。心理健康，这项在早前容易被忽略的人类健康的重要指标，如今正受到越来越多的关注。那么究竟什么是心理健康？它的衡量标准又有哪些呢？

关于什么是心理健康，国外学者多有一些表述。英格里士认为："心理健康是指一种持续的心理情况，当事者在那种情况下能作良好适应，具有生命的活力，能充分发展其身心的潜能，这乃是一种积极的丰富情况。不仅是免于心理疾病而已"。麦灵格尔认为："心理健康是指人们对于环境及人们相互间具有最高效率及快乐的适应情况。不仅是要有效率，也不仅是要能有满足之感，或是能愉快地接受生活的规范，而是需要三者都具备。心理健康的人应能保持平静的情绪、敏锐的智能、适于社会环境的行为和愉快的氛围。"

心理学家认为，人的心理健康包括以下七个方面：智力正常、情绪健康、意志健全、行为协调、人际关系适应、反应适度、心理特点符合年龄。了解什么是心理健康，对于增强与维护人们的整体健康水平有重要意义。人们掌握了健康标准，以此为依据对照自己，进行心理健康的自我诊断，发现自己的心理状况某个或某几个方面与心理健康标准有一定距离，就会有针对性地加强心理锻炼，以期达到心理健康水平。如果发现自己的心理状态严重地偏离心理健康标准，就要及时地求医，以便早期诊断与早期治疗。

总而言之，健康的心理就是做出正常的思维、行为标准，理性地对客观物质世界做出主观反应。

心理健康对于一个人是非常重要的，就是一个人的生理、心理与社会处于相互协调的和谐状态，其特征如下：

①智力正常：这是人们生活、学习、工作、劳动的最基本的心理条件。

②情绪稳定与愉快：这是心理健康的重要标志。它表明一个人的中枢神经系统处于相对的平衡状态，意味着肌体功能的协调。一个心理健康的人，行为协调统一，其行为受意识的支配，思想与行为是统一协调的，并有自我控制能力。如果一个人的行为与思想相互矛盾，注意力不集中，思想混乱，语言支离破碎，做事杂乱无章，就应该进行心理调节。

③良好的人际关系：人生活在社会中，就要善于与人友好相处，助人为乐，建立良好的人际关系。人的交往活动能反映人的心理健康状态，人与人之间正常、友好地交往不仅是维持心理健康的必备条件，也是获得心理健康的重要方法。

④良好的适应能力：人生活在纷繁复杂、变化多端的大千世界里，一生中会遇到多种环境的变化，因此，一个人应当具有良好的适应能力。无

论现实环境有什么变化，都能够适应。心理健康并非是超人的非凡状态，一个人的心理健康也不一定在每一个方面都有表现，只要在生活实践中，能够正确认识自我就可以了。

第四节　心理健康与生理健康相辅相成

世界卫生组织给健康下的定义为："健康是一种身体上、精神上和社会适应上的完好状态，而不是没有疾病及虚弱现象。"从世界卫生组织对健康的定义中可以看出，与我们传统的理解有明显区别的是：它包含了三个基本要素：①生理健康；②心理健康；③具有社会适应能力。具有社会适应能力是国际上公认的心理健康的首要标准。全面健康包括生理健康和心理健康两大部分，两者密切相关，缺一不可，无法分割。这是健康概念的精髓。

不少人认为生理健康和心理健康是两个没有关系的概念。实际上，这是不正确的。在现实生活中，心理健康和生理健康是互相联系、互相作用的，心理健康每时每刻都在影响人的生理健康。如果一个人性格孤僻，心理长期处于一种抑郁状态，就会影响激素内分泌，使人的抵抗力降低，疾病就会乘虚而入。一个原本身体健康的人，如果老是怀疑自己得了什么疾病，就会整天郁郁寡欢，最后导致真的一病不起。

因此，在日常生活中，一方面，应该注意合理饮食和身体锻炼，另一方面，更要陶冶自己的情操，开阔自己的胸怀，避免长时间处在紧张的情绪状态中。如果感到自己的心情持续不快，应及时进行心理自我调试，必要时到心理门诊或心理咨询中心接受帮助，以确保心理和生理的全面健康。

　　随着自然科学的飞速发展和信息时代的到来，我们所处的社会也在发生着前所未有的变化。工业化、现代化、社会化、一体化程度在不断提高；人们的生活节奏不断加快，时间越来越宝贵，人越来越为效益所驱使；自主的、创造性的劳动和高级的智力劳动越来越多；人们的活动范围在不断拓展，人与人的交往越来越多，处理微妙复杂的人际关系为每个人所不可避免；各种各样的竞争强度也越来越巨大，人与人之间的收入、社会地位等差距越来越显著。

　　在现实生活中，有许多人整天愁眉苦脸、心烦意乱，以安眠药度日，长期在苦闷绝望中挣扎、煎熬，甚至走向自杀的绝路；有许多人终日以酒为伴、沾酒就醉，打人骂人；有许多人与人敌对、冲突、诉讼、犯罪；有许多人常常感冒，患高血压、关节炎等非器质性疾病，甚至身患绝症、早亡；有许多人无能、失意、潦倒、贫穷；有许多学生学习不好；有许多人不能和人正常地交往、融洽相处，整日疑神疑鬼；许多家庭因成员的精神病而搞得苦恼万分；许多夫妻不和、争吵、打闹、离婚……

　　我们每一个人本应心理健康，但如上所述由于我们在生命历程中所受到的心理伤害，因此心理上达不到健康状态。所以说生活中的所谓正常人，其实并不是人的最佳状态，只是处于人的最佳状态与疾病之间的亚健康状态。人的实际状态离自然赋予我们的能力有很大的差距。

　　生活在这样一个纷繁复杂和扑朔迷离的大环境里，就要求人必须具备较高的心理素质来适应时代与社会的要求。现在人们已经开始意识到了心理健康的重要性，越来越关注自己及与自己朝夕相处的亲友的心理健康状态。

　　让我们运用心理科学保持我们自己和亲戚朋友的心理健康，以较好的身心状态工作、生活，享受人生吧！

第五节 成人睡眠的特点

成人每天平均需要 6～8 小时的睡眠时间，但是每个人的睡眠情况迥异。既要保证睡眠充足而又不能睡眠过度是非常重要的。

心理卫生协会发布的统计表明，八成心理门诊求诊者有睡眠问题，加班和工作与生活压力、焦虑、抑郁是主要原因。失眠患者涵盖各个年龄层次，有五六年级的小学生，也有七八十岁的老人，最多的是青壮年人。

1. 成年人长期加班扰乱睡眠节律

成年人是社会的主力，肩负着社会和家庭的双重责任，忙碌的工作与应酬成为夺走青壮年人良好睡眠的元凶。

例如，在某市心理咨询治疗中心，30 岁的毕女士向医生倾诉了她长期失眠的痛苦。毕女士是外企员工，经常加班到深夜，遇应酬还得凌晨回家。两三年下来，她开始出现全身乏力、加班效率降低的迹象。她听从朋友建议早点上床休息，但依然要到凌晨才能入睡，而且稍有响动就会醒来。市心理咨询治疗中心主任介绍，长期的夜间加班的工作习惯在一定程度上扰乱了毕女士的睡眠节律。

2. 成年人焦虑，越想睡越睡不着

真正造成睡眠障碍顽疾的不仅仅是失眠本身，还有对失眠的焦虑和恐惧心理。

例如，陈先生43岁，是一家私企老总，白天为企业出路奔波，晚上明明困得不行却睡眠全无，常常是看着天亮。长期以来，他越来越害怕失眠。一到夜幕降临，他就会不由自主地进入担忧恐惧"程序"。尽管他早早躺在床上，紧闭双眼，但脑子高速运转着，思前想后。为了尽快入睡，他开始在睡前灌一杯白酒，入睡是容易了，但总会半夜醒来，随后再也无法入睡。

医生提醒，饮酒后昏睡是中枢神经受到损害的一种表现。它破坏了神经系统兴奋与抑制的平衡，对人体及健康睡眠十分有害。

第六节 成人睡眠常见问题

与所有的动物一样，人必须保证最基本的生理需求，也就是所谓的"吃喝拉撒睡"。人一生中有三分之一的时间是在睡眠中度过的，五天不睡眠人就会死去，可见睡眠是人的生理需要。睡眠作为生命所必需的过程，是机体复原、整合和巩固记忆的重要环节，是健康不可缺少的组成部分。不幸的是，据世界卫生组织调查，27%的人有睡眠问题。

但是，现在人们睡眠健康的意识很差，而且睡眠障碍问题却越来越突出，尤其是在年轻人中间。中青年人对睡眠疾病的治疗还陷入了很大的误区：要么即使有很严重的睡眠问题也不愿就医或用药，害怕会产生药物依赖；要么是病急乱投医、乱吃药。失眠症破坏正常的生理性睡眠和觉醒周期，使人白天感觉疲劳、无精打采、烦躁、焦虑和嗜睡。

而且，失眠症患者常常得不到充分诊断，因此也得不到充分治疗。一方面，病人不愿意与医生讨论睡眠问题，他们经常误认为自己睡眠不好，从而不寻求专业帮助；另一方面，医生也不询问病人的睡眠疾病，对睡眠疾病的基础科学和临床治疗问题大多准备不足。由于医患双方的忽视，导致病人长期得不到恰当的治疗。

睡眠不足所带来的害处，相信我们都耳熟能详了：精力不济、反应迟钝、记忆力衰退、免疫力降低，甚至是机体的过早衰老。

睡眠是一个系统工程。白天经常脑袋"放空"或昏昏欲睡吗？星期一早上总是很难从床上爬起来吗？如果是这样，你一定会断定："我睡眠不足！"目前最普遍的说法是，一个成年人应该拥有的睡眠时间是7~8个小时。其实，睡觉并不是倒在枕头上，盖上被子合眼一宿，再睁开眼睛醒来这么简单，它是一个复杂的渐变过程。为什么我们有时醒来后，身体会神奇般地恢复力量，而有时却感觉比睡觉之前还累呢？这便是由睡眠的深度和状态不同而导致的。

芝加哥大学的研究人员，在对几千名志愿者进行睡眠时的脑电波记录后，揭示了人体的睡眠周期：在睡眠中，人体首先进入慢波睡眠期，后是快眼动睡眠期，之后再重复开始。一夜大约有4~6个睡眠周期。

那些夜里常常醒来，或者在还未得到充分休息以前就醒来的人，他们的睡眠节律是很混乱的，脑电波图在各阶段都显示出快速、急剧升降和受到抑制的波形，这在正常人睡眠中是见不到的。

因此，只有充分进行好了4~5期的深度睡眠，人体的生理机能才能得到充分的修复，免疫系统才能得到加强，而能量也能得到充分补充。延长睡眠时间并不一定能弥补自己的睡眠不足。正相反，如果一味地赖在床上，却没有得到高质量的睡眠，这对于人体反而是有害无益的，它甚至会缩短人的生命。

当我们的身体醒来却还赖在床上时，缩短了我们接触阳光的时间，体温也会因为身体长期处于不活跃状态而变得过低，从而分泌出大量的褪黑素——一种可以促进睡眠的人体激素。这样，接下来的一天我们会感到更累而且昏昏欲睡。而这种昏昏欲睡又会妨碍我们在晚上进入深层睡眠。

这种恶性循环周而复始下去，结果就使睡眠系统被削弱，生理休息期被打乱，身体得不到足够的能量，又让人的免疫力降低了。其实，那些睡得更多的人，并不是因为他们需要长时间睡眠，而是因为他们没有好好地关照自己的睡眠系统，从而导致这个系统被削弱，不能高效率地工作。他们感到白天缺乏活力时，往往会想："我睡得太少了，要多睡会才行。"而不是问自己："我的睡眠质量是不是不够好？要怎样才能改善呢？"

其实，对那些只睡了6、7个小时就自然醒来的人来说，醒了就别硬躺够8个小时了，只要觉得头脑清醒，感觉良好，就放心地起床活动吧。而长期觉得睡眠不足，怎么也睡不够的人，也许应该对自己严格一点，调好闹钟，把睡眠时间和周期控制得有规律些。睡得过多和吃得过饱都是一个道理，吃得八分饱，也许才是最健康的。因此，即使到点之后还觉得困，也应该说服自己别赖在床上。除了睡眠时间有规律，避开咖啡因和酒精，每天还要适量运动。为了改善睡眠，我们还可以借鉴一下美国国家睡眠协会的小建议：跟着太阳同起落，尽可能地在太阳升起的时候起床，或在起床时点一盏很亮的灯。明亮的光线会让人体生物钟调整到最佳状态。每天在晨光中晒上一小时，就会觉得精神奕奕，而晚上也更容易睡着。

如果躺着实在睡不着，可起来到别的地方做些能放松的事，看看书报、听听音乐甚至看看电视，直到觉得疲倦为止，只是要避免让自己太过于兴奋。

把室温调整到舒服的状态。太热或太冷的房间，都会让身体紧张，从而更难入睡。

睡眠时间因人而异，一般应维持7~8小时，视个体差异而定。如果入睡快而睡眠深、一般无梦或少梦者，睡上6小时就可完全恢复精力；而入睡慢且浅，睡眠多、常多梦者，即使睡上10小时，精神仍难保持旺盛，应通过各种治疗，以获得有效睡眠。单纯延长睡眠时间对身体无益。如果每天睡眠超过12小时，除非是病了，否则反而会产生"越睡越累"的情况。

睡眠要适量，应注意安排理想的睡眠环境。最适当的睡眠环境，至少应具备安静、遮光、舒适等这些基本条件。噪音的敏感度因人而异，任何声响超过60分贝，自然会刺激人的神经系统。信息还可以传递全身，让人无法安稳入睡。关灯睡觉当然与省电无关，而是因为黑暗的环境能让眼睛快速进入休息的状态。如果太害怕黑暗，则不妨开一盏小壁灯，灯光尽量调弱，这样便能舒适地入眠。

第七节　女性睡眠的特点

　　睡眠是人类的基本需求，对人们的健康来说，睡眠与饮食和锻炼同样重要。睡觉时，躯体在休息，但大脑却在活动。睡眠是为即将到来的充满活力的一天做好准备，虽然大多数人每晚都需要睡 8 小时，但是据一项对女性睡眠的调查结果发现，30～60 岁的女性在一周的工作期间平均睡眠时间只有 6 小时 41 分钟。研究表明，缺少足够的睡眠会导致白天出现困倦状态，增加发生意外事故的几率，工作和学习时，难以集中精力，还可能增加患病的机会并增加体重。

　　一项研究结果显示，那些失眠或是睡眠过多的妇女，患冠心病的风险比每晚有规律地睡好 8 个小时的妇女高。研究人员花费 10 年时间对 7.1 万名妇女进行的调查发现，那些每晚只睡 5 小时或更少的人，冠状动脉变狭窄的风险比每晚得到 8 小时充足睡眠的人要高 45%（排除吸烟和体重等因素），同睡眠 8 个小时相比，平均每晚能睡好 6 小时的妇女得心脏病的风险高 18%，睡好 7 小时的妇女高 9%。

　　美国国家睡眠基金会的调查指出，30～60 岁的女人，四人之中就有三人每天睡不到 8 小时；而必须出门工作的妈妈们，也有四分之三总是感到很疲倦。美国乔治城大学医院的精神科医师 Suzanne Griffin 表示，这是一个严重的问题，而且情形只会越来越糟，女性失眠简直可称为一种流行病。

　　"男人是吃出来的，女人是睡出来的。"这是流传于中国民间的古话，强调的就是男女有别，所以养生也各有侧重。

专家解释，男属阳，女属阴，动则生阳，静则生阴，因此，男性要靠吃来维持动的能量，以攒阳气，而女性为了养阴就要靠睡觉来维持静的状态。

不过，专家同时指出，男靠吃女靠睡讲的只是一个侧重点，实际上，男女养生在吃和睡两方面上都应有讲究。

对于女性来说，虽然吃不如睡更重要，但也要吃对才行。女性需要养肝血，因此要多吃补血养阴的食物，如当归、红枣、阿胶、羊肉汤等。

在睡眠上，妇女每天睡眠时间都最好维持在 8 小时左右。晚上连续睡眠不要少于 6 小时，中午再休息半小时到一小时。不过，睡眠还要把握最佳休息时间。人休息的最好时间段是晚上 10 点到第二天早上 6 点。有些人从凌晨 1 点睡到早上 9 点，虽然时间是足够了，但因为没有把握好睡眠的最佳时间，睡眠质量也会较差。此外，女性在经期因为失血过多，可适当地增加睡眠时间。

需要强调的是，在女性养血方面，不要过度依赖吃以上食物，还必须坚持营养平衡和体育锻炼。睡觉方面也应注意过犹不及，因为睡眠时间过长反而不利于健康。

多数女性需要比男性更多的睡眠，但结果却不是这样的。北卡罗来纳州的一项调查报告显示，女性比男性睡得更少！这主要是因为在睡眠时，女性比男性更容易感到不安以及更容易受到环境的干扰。

"有些处于妊娠期的女性在睡眠时会受到体重和胎儿的限制；中老年女性在睡眠时会受到更年期的影响；有些母亲在婴儿哭泣的时候会被惊醒……而这些通常不会对男性造成影响。"霍姆教授指出，"从睡梦中被惊醒后，女性又比男性更不容易重新进入睡眠状态。"

调查显示，有 18% 的女性宣称，她们每周至少有 5 天的夜间睡眠是十分糟糕的，而男性则只有 8%。

霍姆教授认为："最重要的事情，不是担心是否有足够长的睡眠时间，而关键问题应该是睡眠质量，也就是整个夜晚是否处于高质量的深度睡眠。如果你前一天没有睡好也没关系，只要是高质量的深度睡眠，补偿的时间只需要你缺乏睡眠时间的1/3～1/2即可。"

第八节　女性睡眠与美容

晚睡是女子美肤的大敌，我国民间"男靠吃、女靠睡"的说法正是对此而言的。偶尔的夜班、应酬使自己不能按照正常的作息时间休息的城市白领女性，关照皮肤的方式就应与正常睡眠的人有所不同。

如果女人经常熬夜晚睡，就会出现以下面部问题，并且对健康也会造成极大的影响。

（1）脸色黯沉，脸上惊现小斑点。晚睡会造成肌肤无法顺利代谢，老废角质堆积在皮肤的表面，肌肤自然没有光泽。长期熬夜之后，还有人发现在颧骨、眼下出现了斑点。这是由于皮肤代谢减慢，白天积累的色素沉淀不能及时排出。电脑辐射、过强灯光也会造成色素生成。

（2）黑眼圈，"少睡派"的标志。几乎没有一个"少睡派"能避开"熊猫眼"的难题，因为缺少睡眠是黑眼圈的罪魁祸首，直接导致眼周静脉血管的血液淤积，呈现青灰色。

（3）易水肿。熬夜的人身体新陈代谢会减慢，体内废物和水分很容易积聚。如果晚上吃的东西盐分多或喝水太多，水肿更是难以逃脱的"噩梦"。

（4）上妆难。熬过夜的脸颊干得让人崩溃，散粉根本不敢用。整个底妆浮在脸上，再好的粉底伺候，疲惫的脸也不"吃"妆。

（5）狂出油。"熬夜加班的第二天早上脸上哗哗淌油。"其实，干燥和出油的根本原因一样，都来自熬夜所导致的水分流失。

要改善以上种种问题就要做些补救：

（1）重视晚睡前的"晚餐"。晚睡族群是指那些有工作或应酬的任务在身而不能在正常时间进入睡眠的女性。一般出现这种情况，事先自己是知道的，这样就可以为"晚睡"而不"伤身"做些准备。重视晚睡前的"晚餐"是十分重要的。皮肤在得不到充足睡眠的情况下，会出现营养（水分、养分）的过度流失，在晚餐时多补充一些含维生素C或含有胶原蛋白的食物，或者口服1~2片维生素C片，利于皮肤恢复弹性和光泽。富含胶原蛋白的食物如"动物肉皮"，大量的水果中都富含维生素C。晚餐应少食辛辣食品，防止皮肤中的水分过度蒸发。敏感性皮肤的女子应尽量少食易引起皮肤敏感的海鲜。酒精类饮料能帮我们保持旺盛的精神状态却对皮肤的养分吸收和保养大打折扣，因而应尽量少食用，而多饮用些鲜果榨汁或豆浆、纯净水等。

（2）给足充沛的水分。皮肤缺水就会显得干燥。在晚睡的人群中，由于睡眠不足而造成水分流失，补充水分就显得尤其重要。缺水的原因有两种：一是环境因素，二是护理不当。在熬夜时，应该注重让室内空气保持通畅并有一定的湿度。如果无法改变身处的环境质量（如酒吧、饭店、工厂生产线等），就更要在护理上稍微用心了——使用含有充足水分和养分的乳液，既易于皮肤吸收，又能有效隔离由部分不良空气微粒造成的皮肤污染。

（3）"晚睡"却不"晚洗"。一般而言，皮肤是在晚上10：00~11：00点之间进入晚间保养状态。晚上10：00~11：00点是就寝前的准备阶段，身心放松，神情安静，这段时间正是梳洗保养的最佳时间，若要晚睡，也要在此时间段内梳洗保养皮肤，然后可做其他的事情。

女人切记不能带妆睡觉。睡觉前不卸妆，皮肤上残留的化妆品会堵塞毛孔，造成汗腺分泌障碍，从而诱发粉刺，而且时间长了还会损伤皮肤，使其衰老速度加快。很多人在过于劳累时往往简单地洗一把脸，或者倒头就睡，第二天起床才发现脸上油乎乎的，甚至长出了一些小痘痘。这都是不卸妆带来的皮肤危害。我们周围的环境中存在着许多破坏皮肤健康的因素，如空气污染、紫外线、尘埃等，而化妆品具有很强的附着力，这些污染物都会积聚在皮肤上面，再加上皮肤中分泌出的油垢、汗水，若晚上不彻底清除，会妨碍肌肤正常的新陈代谢，繁殖细菌，长出青春痘、暗疮或粉刺。经常不卸妆的人，污垢会一直残留在皮肤中，为日后清理带来很大困难。所以，无论你化的是浓妆还是淡妆，回家后都应及早卸妆、清洁皮肤，这是保养皮肤的第一步。如何卸妆，效果才最彻底呢？最好先在面部涂上一层婴儿油，这种油对睫毛膏、粉底、口红等有很好的溶解作用，能将它们彻底清除。然后，选择一些刺激小、起泡力佳的洗面奶清洁面部。如果化的是浓妆，就要采用专业的卸妆液。使用时最好从眼部开始，先用棉花球浸在卸妆液中，再敷在眼上；然后向上和向外搽在脸上，用打小圈的手势按摩下颌和鼻子，清除深藏的污垢。做的时候要尽量慢，保证有充足的时间让污垢溶解。化妆是一定要卸妆的，因为晚上皮肤的新陈代谢比白天的还要旺盛，带妆睡觉会加速皮肤的老化，毛孔里容易堆积更多的化妆品。只要带妆睡觉，皮肤肯定会受很大的影响，这个是无法避免的。

女人也不能带胸罩、饰品入睡。本来胸罩对乳房是起保护作用的，但戴胸罩入睡会招致疾病，特别是诱发乳腺肿瘤。据有关专家研究发现，每天戴胸罩超过 17 小时的女生患乳腺肿瘤的危险比短时间戴胸罩或不戴胸罩者高 20 倍以上。这是因为乳房长时间受压，淋巴回流受阻，有害物滞留乳房的结果。

研究人员建议女性，宜尽量少穿没有肩带或有钢丝的胸罩，因为这些胸罩多半比较紧，对乳房造成的压力也较大。他们还建议，女性应尽量减少每天穿戴胸罩的时间，最好等到出门时才戴，而且一回家就拿掉，并且再按摩一下乳房，才能使该部位的淋巴系统恢复正常。

有关乳癌的发生，近来的研究很多，尤其这是美国女性发生率最高的癌症，可以说每天都有新的报告出炉。胸罩和乳癌间的因果关系，尚待证实，不过"自然"是最健康的生活方式，应该是错不了的原则。

一些女性在睡觉时没有摘卸饰物的习惯，这是很危险的。其一，一些饰物是金属的，它们长期对皮肤磨损，不知不觉中会引起慢性吸收以至蓄积中毒（如铝中毒等）；其二，一些有夜光作用的饰物会产生辐射，量虽微弱，但长时间的积累可导致不良后果；其三，带饰物睡觉会阻碍机体的循环，不利新陈代谢，这也是带饰品的局部皮肤容易老化的原因。

第九节　男性睡眠的特点

男性脑细胞的死亡速度比女性快 2 倍。所以，男性良好的睡眠是保护大脑的最好的方法。毫不夸张地说，睡眠是健康的巨大源泉。健康的生活方式，从良好的睡眠开始。

在竞争日趋激烈、生活节奏不断加快的今天，不少男性对于睡眠的认识不足。有些人认为睡觉浪费了太多的时间，或者认为睡眠不好是件小事情，少睡一点没有关系。可是，这些想法在医学上是得不到认同的，睡眠不足，轻则影响工作效率和身体健康，重则有可能引发致命的后果。

睡眠是每个人在生命中都必须满足的一种绝对需要，就像食物和水一样。科学家们研究发现健康人能忍受饥饿长达 3 星期之久，但只要缺觉 3 昼夜，人就会变得坐立不安、情绪波动、记忆力减退、判断力下降，甚至出现错觉和幻觉，以致难以坚持日常生活中的活动。所以，睡眠对每个人来讲，都是绝对必需的、不可或缺的生活需要。

现代的都市男人，为了事业和家庭都非常努力，但却不注意睡眠。实际上，睡眠时间对一个男人是很重要的。男人睡眠少，对其各个方面都是有影响的，影响身体健康，影响精神，进而影响到工作甚至影响性欲。

《美国医学会杂志》报道，如果男了一周每晚睡不到 5 小时，则其睾丸激素水平与他正常睡眠时相比明显降低。

睾酮缺乏与低能量、性欲减退、注意力不集中、疲劳等密切相关，而且它在构建肌肉的力量以及骨髓密度等方面起着关键性的作用。"低的睾酮水平与减少的幸福感和活力感有关，这也可能是由于睡眠不足导致的。"医学教授夏娃·肯特尔说。随着研究的进展，睡眠时间不足与睡眠质量差和内分泌紊乱之间的关系得到确认。另外，睡眠的减少会让一个年轻人的睾丸激素水平老化 10 年至 15 年。

第十节　男性睡眠与幸福

睡眠不好影响到男人的事业与生活，而生活质量不好则影响男人的幸福指数。也就是说，睡眠可以严重影响到男人的幸福。

良好的睡眠会让男人的幸福感上升。所以，良好的睡眠对男人也是至关重要的。

首先，要养成按时入睡和起床的良好习惯，遵循睡眠与觉醒相交替的客观规律。这样，就能稳定睡眠，避免引起大脑皮层细胞的过度疲劳。大家知道，严格的作息制度不仅是创造性劳动的保证，而且对于像睡眠和觉醒这类生理过程来说意义也是很大的。严格遵守作息时间能使我们的睡眠和觉醒过程像条件反射那样来得更自然，进行得更深刻。

其次，睡前不要进行紧张的脑力劳动。避免剧烈的运动或体力劳动，取而代之的应该是在户外散步，尽量减少主观上的刺激。情绪易于兴奋的男人，睡前不宜进行激动人心的讲话，不宜看动人心弦的书刊，不宜观看使人久久不能忘怀的电影或戏剧。保持心情愉快，才能轻松入睡。

再次，做好有利于睡眠的准备工作。睡觉前散步、刷牙、洗脸是必要的，但还要养成用温水洗脚的习惯，这能促进下肢血液循环，有利于很快入眠。有条件时，可以用温水擦身或热水洗浴。睡前要脱去外衣，穿宽松的内衣，内衣要适时换洗，被褥要保持干净、经常晾晒，以保持干燥和杀灭细菌。

另外，男人睡前要做到"三忌"。一个男人的一生中，有三分之一多的时间是在睡眠中度过的。正常良好的睡眠，可调节生理机能，维持神经系统的平衡，是生命中重要的一环。睡眠不良、不足，大脑休息不好，翌日会使人头昏脑胀、全身无力。由此可见，睡眠与健康、工作和学习的关系甚为密切。要想晚间获得良好的睡眠，睡前应牢记三忌非常重要。

（1）忌饱食。晚餐七八成饱即可。睡前不要吃东西，以免加重胃肠负担。

（2）忌娱乐过度。睡前不宜看场面激烈的影视剧和球赛，勿谈怀旧伤感或令人恐惧的事情。

（3）忌饮浓茶与咖啡。避免因尿频与精神兴奋影响睡眠。此外，要注意夜间环境舒适、卧室整洁、空气流通，以有益于健康的睡眠。

男人最好的睡眠姿势是仰卧，仰卧能消除以上所说弊端，还能给阴囊和阴茎充分的活动空间。

男性选择仰卧的睡眠姿势，并自然分开双腿，既不压迫内脏和生殖器官，也能避免发生阴囊扭转，可以给阴囊、阴茎充分的活动空间，能有效散热，促进生殖器官的血液循环，对生殖系统健康、性功能最有好处。

男人裸睡可以预防性功能障碍。科学地选择裸睡对于男性生殖健康好处甚多。

裸睡有利于增强男性性自信。男人裸睡并不是要追求童真，而是这样做让他们全身心得到了放松，能够自在、坦然地面对自己的身体。裸睡有种无拘无束的自由快感，临床研究已证明其对治疗紧张性疾病的疗效颇为明显，对于男性由于焦虑、紧张造成的性功能障碍也有效果。对于夫妻生活来说，裸露的人体是唤起性欲的最好刺激物。

裸睡可减少生殖器官的细菌滋生。阳气充沛、气血旺盛的中青年，以及大腿较粗、身体较胖的男性朋友，常常一觉醒来发现腹股沟、大腿内侧等私密处出汗较多。睡眠时内裤吸收了汗和分泌物，潮湿及不透气的部位容易让细菌繁殖，久了则导致湿热聚集，引发湿疮瘙痒。到了夏天，潮湿的内裤更易增加病原体进入尿道口的机会，甚至引起泌尿系统和生殖系统器官的感染。而选择裸睡则可以避免上述问题，增强皮脂腺和汗腺的分泌，有利于皮肤的排泄和散热，免去瘙痒不适。

但裸睡并不是说简单地脱掉内衣上床睡觉就可以了，有以下注意事项：

首先，在居所太小、家人合住或集体生活时是不合适采用的。因为紧张会导致相反的效果。最好是有一个相对隐秘、独立的环境。

其次，居住环境要空气流通、温度适宜、安静舒适。这样可以从思想上放松心情，构筑一个良好的睡眠前提。

再次，一定要注意保暖。调节卧室的温度和湿度，避免受凉和出汗。

最后，床具的软硬度要适中，床褥要干净、蓬松，做到经常清洗并接受阳光曝晒。

第十一节　古人睡眠方式与我们有什么不同？

明张东海的《睡丞记》记载了这样一个故事：华亭丞拜访一位乡绅，在客厅椅座上等候主人，竟睡着了。主人出来见客人睡着，陪客人对坐，也睡着了。客人醒来见主人正睡，又继续睡；主人醒来见客人还在睡，也闭目再睡。天黑客醒，主人还在睡觉，客人悄悄离去，宾主始终没有照面。

整个过程如一幕哑剧，背景是古意盎然的黄昏，安静得连时针的走步声都没有，主客对瞌，天地也昏昏欲睡。陆游有诗专写此事："相对蒲团睡味长，主人与客两相忘。须臾客去主人觉，一半西窗无夕阳。"

古人的睡有时像行为艺术。唐宋之际的传奇人物陈希夷达到了睡的巅峰，有时一睡数年，正所谓"昏昏黑黑睡中天，无暑无寒也无年"。陈希夷后来因睡成仙。宋朝寇朝一曾经随陈希夷学睡，仅学一点皮毛，便已经出神入化。刘垂范访寇朝一，逢寇睡觉，鼾声回旋激荡，刘回来对人说："寇先生睡中音乐，雄美可听，是用双门鼻孔吹奏的梦乡曲。"人问："记谱没有？"刘以浓墨涂纸，说叫《混沌谱》。

看古人睡觉会羡慕死我们的。许多古人成天睡意蒙眬，不舍昼夜，随时可睡，想怎么睡就怎么睡。《列子》记黄帝昼寝，梦游华胥国；诸葛亮睡足醒来，伸着懒腰吟诵："大梦谁先觉，平生我自知。草堂春睡足，窗外日迟迟"；陶渊明说："五六月中，北窗下卧，遇凉风暂至，自谓是羲皇上人"——睡成上古人物，这样的午睡实在痛快；白居易《闲眠》诗写道："暖床斜卧日曛腰，一觉闲眠百病销。尽日一餐茶两碗，更无所要到明朝"，懒觉睡到太阳晒屁股，一天只要一顿饭、两碗茶，再无所求了。

宋代蔡季通的《睡诀》教人入睡之法："侧而屈身躺下，睡深了再伸手脚，先睡心，后睡眼。"古人可以睡心，对现代人却有难度。因为白日的喧嚣躁动，我们的心实在难以宁静，难以入眠了，夜晚还得加班做梦，受噩梦的折磨。

现代人受夜生活、不夜灯光与噪音的剥蚀，正在丧失夜晚，也在丧失睡眠。关于睡眠，大多数人都有诸多苦恼，没时间睡，想睡睡不着，困得要死可偏偏必须起床上班，等等，睡不够，睡不踏实，睡不痛快。

人生由醒和睡两部分组成，醒要活得出色，睡也应该睡得安宁，这样一生才圆满。

古代肯定回不去了，所以我们主张每天太阳下山后，全世界实行宵禁，关闭所有电机和人造光源，使地球的夜晚只有月光、星光、烛光，只有风声、雨声、浪声、虫声。有这样的仿古之夜，即使心不能安眠，我们的五官四肢、五脏六腑也许能休息得舒坦一点。

第十二节 古人睡眠注重养生

在人的一生当中，睡眠占有极为重要的地位。一个人想要健康长寿，就要采用合理的睡眠方法和措施，保证睡眠质量，恢复机体疲劳，养蓄精神，从而起到防病治病、强身益寿的目的。睡眠对健康长寿的作用表现在以下五个方面：①消除疲劳，恢复体力；②保护大脑，维护智力；③增强免疫，增加抵抗力；④促进儿童发育，增长身高；⑤健美皮肤，排除废物。如果睡眠异常，在上述五个方面就会出现不良改变，而影响到人体健康和长寿。

23 点至凌晨 3 点为子丑时，是胆肝经最活跃的时候，肝胆要回血，

"躺下去回血，站起来供血"。如果坚持每晚 22 点左右躺下，静静地，不要说话，到 23 点的时候，也就睡着了。肝胆开始回血，把有毒的血过滤掉，产生新鲜的血液，到一百岁也没有胆结石、肝炎、囊肿一类的病。如果天天熬夜到 1 点多，肝回不了血，有毒的血排不掉，新鲜的血生不成，胆又无法换胆汁，就容易得胆结石、囊肿、大三阳、小三阳等各种病症。

睡前半小时最好不要讲话，睡觉的时候更不要说话，如一说话，肺经动，然后心经又动（因为心肺共为上焦），人就容易进入兴奋状态，所以就很难入睡。

21：00～23：00 为亥时。亥时三焦经旺，三焦通百脉。亥时入眠，百脉皆得濡养，故百岁老人的共同特点即 21：00 之前入睡。女性若想长久地保持容颜姣好，应做到早睡早起。

睡觉要关窗，不能开风扇、开空调，人生病很多都与此有关，因为人在睡眠之中，气血流通缓慢，体温下降，人体表面会形成一种阳气层，这种阳气层使人"鬼魅不侵"。这是什么意思呢？阳气足的人，不做噩梦，就是因为这种阳气占了上风。开窗户、开空调、开风扇，情况就不一样了。如果开窗户，会有风，风入的是筋；如果开空调，也有风，风入筋，寒入骨，早上起来，身上发黄，脸发黄，脖子后面那条筋发硬，骨节酸痛，甚至有人会感冒发烧，这就是风和寒侵入到了筋和骨头里的缘故，也就是说气受伤了。如果说晚上睡觉不开窗、不开空调、不开风扇，连房门也关上，效果最好。如果热，把房门打开，把窗户关上，虽然效果就差了一点，但是也不至于第二天早上起来浑身乏力，后背僵硬。

睡觉要尽量早睡，睡得晚，伤了少阳之气，第二天必然是疲倦无力，要关上窗户，不开空调、电扇，保护阳气。

肝胆在下焦，如果胃出现问题，人就会出现寝睡不安。一个是胃寒，如果这个人胃阳本来就不足，过多地喝绿茶，就会出现胃寒，胃寒的时候人是睡不好觉的，或者吃带泥沙之物过多，胃隐隐作寒，肯定也是睡不好；再一个是胃热，就是热气往上走，嘴里喘的都是热气，这种情况也睡不好觉；再一个是胃燥，口干舌燥，胃里感觉到燥；还有一个就是胃厚，这种情况就是吃了厚腻的食物，海鲜、鱼和炖鸡，味道很鲜美，容易多吃，但是要明白美味不可多用；再一个腹胀，也会使人翻来覆去睡不着；另外，胃气太虚，冒冷汗，也会睡不好。这些原因都可能形成胃不宁，胃不宁是睡不好的"罪魁祸首"。

睡觉时要肢暖，即四肢要暖，因为四肢是阳之本，四肢不暖，肯定是肾阳不足，应该在睡觉之前把手脚捂暖，手脚、肚脐和背后的命门都要盖好。

古人对睡眠是很重视的，他们对其要求也是很多的。

1. 子午觉

中国养生家创造了不少有益的睡眠养生方法，简便易行而且卓有成效。例如子午觉就是睡眠养生法之一，其方法为：每天于子时（夜 23～1 时），午时（中午 11～13 时）两次入睡。因为子午之时，阴阳交接，极盛及衰，体内气血阴阳极不平衡，此时静卧，可避免气血受损。实践证明，子午两时睡眠的质量和效率都好，还可以降低心脑血管病的发病率，符合养生道理。要训练良好的睡眠规律，古人将睡眠的时间规律总结为："春夏宜早起，秋冬任宴眠，宴忌日出后，早忌鸡鸣前。"

2. 睡眠姿势

说起睡眠姿势，首先，要讲到卧向，所谓卧向是指睡眠时头足的方向位置。众所周知，睡眠的方向与健康紧密相关。中国古代养生家根据天人相应、五行相生理论，对寝卧方向提出过几种不同的主张。一些养生家认为"凡人卧，春夏向东，秋冬向西"，即春夏属阳，头宜朝东卧，秋冬属阴，头宜朝西卧，以合"春夏养阳，秋冬养阴"的原则；一些养生家主张一年四季头都应横东向而卧，不因四时变更。头为诸阳之会，人体之最上方，气血升发所向，而东方震位主春，能够升发万物之气，故头向东卧，可保证头脑清楚，应避免北首而卧。古代养生家不建议北首而卧，因为北方属水，阴中之阴位主冬主寒，恐北首而卧阴寒之气直伤人体元阳，损害元神之府。临床调查发现头北足南而卧的老人，其脑血栓发病率较其他卧向高；国外资料表明头北足南而卧，易诱发心肌梗死，这种现象可能与地磁有关。

（1）常人宜右侧卧。侧卧益气活血，仰卧则易造成噩梦、失精和打鼾，俯卧不利于呼吸和心肺血液循环，也有损面部容颜。右侧卧优点在于使心脏在胸腔中受压最小，有利于减轻心脏负荷，使血输出量增多，另外右侧卧时肝处于最低位，肝脏血最多，加强了对食物的消化和营养物质的代谢，右侧卧时，胃及十二指肠的出口均在下方，利于肠胃内容物的排空。

（2）孕妇宜左侧卧。对于女性来说侧卧较仰卧和俯卧好，俯卧可使颜面皮肤血液循环受影响，致皱纹增加，仰卧对妇女盆腔血液循环不利，易致各种月经病。孕妇宜左侧卧，尤其是进入中、晚期妊娠的人，此时大约有80%的孕妇子宫右旋倾斜，右侧卧可压迫腹部下腔静脉，影响血液回流，不利于胎儿发育和分娩，仰卧时增大的子宫可直接压迫腹主动脉，使子宫供血量骤然减少，严重影响胎儿发育和脑功能。因此说，左侧卧最有利胎儿生长，可大大减少妊娠并发症。

（3）婴幼儿睡姿。对婴幼儿来说，俯卧是最不卫生的卧姿。婴幼儿自主力差，不能主动翻身，加之颅骨易受压变形，俯卧时间一长会造成面部五官畸形，长期侧卧或仰卧也易使头颅发育不对称，因而婴幼儿睡眠时应在大人的帮助下经常地变换体位，每隔1~2小时翻一次身。

（4）老人及病人睡姿。

俯卧位：就是通常所说的趴着睡，除去某些手术后所要求的特殊体位外，这种姿势对一般人都是不适宜的。在俯卧位时，人的心脏容易受到压迫，进而影响血液循环及身体重要器官的血液供应。此外，采取俯卧位睡觉也会在一定程度上影响呼吸，轻则令人易做噩梦，严重的甚至会引起窒息而危及生命。

仰卧位：这种睡姿适宜大部分健康人。需要特别说明的是，脑血栓、高血压以及颈椎病病人最好都采用仰卧位睡眠，而且要选择高度和软硬度适宜的枕头。

有关专家调查了2000例脑梗死病人，发现95%以上的病人习惯于侧卧。这样，在本身已有动脉硬化的情况下，更加重了血流障碍——特别是颈部血流速度减慢，容易在动脉内膜损伤处逐渐聚集而形成血栓。所以脑动脉硬化的病人应采用仰卧位睡眠较好。高血压病人，由于多数都伴有动脉硬化，也应采用仰卧位睡眠。

对颈椎病病人而言，良好的睡姿也十分重要。如果使用不恰当的睡眠姿势和睡枕，无疑会加重病情。因此，颈椎病病人睡眠时应采用仰卧位，并选用软硬适中、高度约15厘米的睡枕。

侧卧位：是人们采取得较多的一种睡眠姿势，可分为右侧卧位和左侧卧位。同仰卧位一样，右侧卧位睡眠也适宜大部分健康人。而左侧卧位睡眠则不然。

正常人的心脏位于左侧，如果在睡眠时采取左侧卧位就会使心脏受到压迫，不利健康。不过，对于胃溃疡、急性肝病以及急性胆囊炎的病人，提倡左侧卧位睡眠。

对胃溃疡病人来说，如果向右侧卧，则从胃部流向食管的酸性液体回流量将大大多于正常情况，且持续不断，这无疑是对病情不利的。而如果急性疾病期的肝胆疾病患者采取右侧卧位睡觉，则病变的肝脏、胆囊将受到压迫，反而不利于病情的康复。

半卧位：各种心脏病病人，在心功能尚正常时，可以右侧卧位睡眠，一旦出现心功能不全，则宜采用半卧位，以减轻呼吸困难。此时，切忌采用左侧卧位。

肺气肿及呼吸功能不良的病人，也应采用半卧位，这样可以最大限度的使膈肌下移，使心肺不受影响。

第十三节 当代人的睡眠质量

古希腊思想家亚里士多德认为，睡意是人在美餐一顿后从胃部上升的温暖气体所导致的。而现代研究也证明，睡眠不仅是人的生理需要，而且是维持生命的重要手段。

调查表明，现代人睡眠时间普遍减少。由于要应付各种各样的考试、加班加点的工作以及频繁的夜生活，现代人的睡眠时间逐步减少。自1970年至1990年的20年间，睡眠时间六小时以下的人数比率从原来的7%增加到12%，其中20至40多岁这个年龄段的都市人群中，不少人在夜间难以入睡。工作、家庭、未来，数不清的烦恼纠缠着现代人。根据日本睡眠学会公布的调查结果，"半数日本人被怀疑曾经失眠"。专家们对此建议如下：提高睡眠的质量。如果睡眠状况不好，就会出现腰疼、食欲下降、抑郁症等症状，并容易患上心脏病和糖尿病。

古人对睡眠很重视，相对而言现代人由于各个方面的压力对睡眠就忽略了，工作、学习、玩乐侵占了睡眠。所以，为了引起人们对睡眠的重视，就规定了世界睡眠日。有睡眠问题的人，工作与生活压力、焦虑、抑郁是主要原因。失眠患者涵盖各个年龄层次，有五六年级的小学生，也有七八十岁的老人，最多的是青壮年人。

"白加黑、五加二"，忙碌的工作与应酬成为夺走青壮年人良好睡眠的元凶。长期夜间加班的工作习惯在一定程度上扰乱了现代人的睡眠节律。然而，真正造成睡眠障碍顽疾的不仅仅是失眠本身，还有对失眠的焦虑和恐惧心理。现代人的夜生活也是睡眠问题的主要因素，饮酒后昏睡是中枢神经受到损害的一种表现。它破坏了神经系统兴奋与抑制的平衡，对人体十分有害，对健康睡眠更是危害严重。一旦失眠会造成心理上的焦虑恐惧，甚至害怕睡觉，由此陷入恶性循环中。

所以，认真地找出失眠者对睡眠的不良认知和行为，逐步矫正他们的非理性信念和认知模式，建立合理的睡眠理念与行为是解决失眠的一种有效的方法。其实，睡眠时间个体差异很大，只要白天不觉得困倦就表明睡眠充足。同时，睡眠时间长短随季节、年龄变化而变化，不要拘泥于一天需要睡8个小时，因为睡眠质量比睡眠时间更重要。

第 二 章

困扰睡眠的因素

第一节 影响睡眠的常见因素

睡眠有一定的周期性，和气温、环境、气候、生理过程等都可能有关系。睡眠环境需要相适宜的温度、湿度，以及较少的光线。长期的失眠会造成人的抑郁焦虑，而抑郁焦虑本身的症状也会表现为失眠、入睡难、易醒等。临床上经常有一些惊恐发作、焦虑发作的患者，需要用抗抑郁药来治疗。

那么，影响睡眠的因素主要有哪些呢？

1. 年龄因素

睡眠时间随着年龄的增长而减少，成年人一般为7~8小时，新生儿为18~20小时，儿童为12~14小时，老年人为5~7小时。但入睡潜伏期在成年人各个年龄组是相当一致的，而老年人夜间觉醒次数和时间普遍增加，老年人的REM睡眠稍有减少，而SWSIV睡眠随年龄增长，呈进行性下降趋势。另外，老年人觉醒增多，且入睡后的觉醒时间明显增加。儿童的NREM睡眠占总睡眠的20%~25%，进入成年后开始增加，在中年及老年期又进行性减少。

2. 体质因素

绝大多数失眠症患者都有先天体质上的弱点。由于体质较为敏感，其对外界事物的变化也更为敏感，情绪变化较大。他们往往遇事容易激动，责任心特别强，或性格较为内向，遇事易惊恐，多思多虑。

3. 精神因素

人的精神心理受到外界的刺激或干扰时，最容易导致失眠。比如在家庭成员之间、邻居或单位人与人之间遇到某些不愉快，或发生争吵以后，常常会使人多思多虑甚至过度担心，从而打乱人的正常睡眠，引发失眠。

4. 疾病因素

不少内脏疾病，如心脑血管病、胃肠病、肝病、肾病、内分泌疾病、慢性咽喉炎、哮喘，以及手术后，都容易导致失眠。此外，睡眠不好也常常是抑郁症、焦虑症等精神疾病的症状。

5. 药物因素

抗精神病药、抗抑郁药、抗焦虑药或安眠药，以及一些扩血管药、抗菌素、抗结核病药等，都有可能引发失眠。

6. 环境因素

不少失眠患者是因为住家周围的环境干扰，如施工、马路边行车过多等影响了正常睡眠。出差时由于睡眠环境发生变化，或出国时差调整不佳等情况，也容易导致失眠。

还有一种影响女性睡眠的因素——睡衣。

女性睡眠质量高的话有助于皮肤美容，同时更有利于女性健康。睡衣也会影响睡眠质量，所以女性在选择睡衣的时候要注意睡衣的颜色，材质等问题。

总结起来影响睡眠的四大因素是：疾病、心理、压力、环境。

第二节　睡眠问题引起的疾病

"我常常半夜里做梦醒来，然后再也睡不着了。""我睡觉一直打鼾，最近发现血压奇高。"国内外权威睡眠医学专家分析了临床患者的种种睡眠误区，呼吁人们关注一些潜在的睡眠疾病引发的严重后果，学会给自己一个真正香甜的睡眠。

"无疾而终"说法不科学，一位老人在深睡眠中静静地去世，几乎所有的人都认为老人真有福气，没有受任何折磨，就这样在睡眠中离开了人世，我国民间甚至将这种现象称之为"无疾而终"。但著名睡眠医学专家、北京协和医院呼吸内科黄席珍教授指出，在睡眠医学里，这些老人多半是被睡眠疾病夺去了生命。如果能提早进行干预治疗，也许他们的寿命还会延长。

充足的睡眠、均衡的饮食和适当的运动，是国际社会公认的三项健康标准，但国人对睡眠重要性的认识显然远远不够。一个人只喝水不进食可以活 7 天，而不睡眠只能活 4 天。睡眠就像空气、阳光、水分一样，是人体必不可缺的"营养"。因此，专家认为人们应当多多关注自己和家人的睡眠状况，发现非正常症状，需要及时咨询医生。

提起睡眠就会想到打鼾，人们总是认为睡得好就会打鼾，其实不然，打鼾是疾病。打鼾已成为高血压的危险诱因，打鼾分良性和恶性两类。良性打鼾是由感冒和劳累引起的，时间短暂，恶性打鼾则伴随终生，并产生睡眠呼吸暂停综合征。有资料显示，全球每天约有 3000 人的死亡与恶性打鼾有关。据统计，我国恶性打鼾患者约有 5200 万人，其中大部分是 40 岁以上的男性。专家指出，打鼾所产生的睡眠呼吸暂停综合征，已成为高血压病和心脑血管疾病的第三大危险诱因。

三分之一的高血压病例和五分之一的心脏病是由不良睡眠引发的。加拿大安大略多伦多大学昼夜生物学和睡眠医学中心的主任T. Douglas Bradley教授指出，随着肥胖人数越来越多，呼吸睡眠障碍和靶器官损害间的联系变得越来越重要。现有证据表明，由打鼾引起的呼吸睡眠障碍会引起长期高血压，然后导致心脏缺血、心脏肥厚，最终产生心力衰竭。

睡眠的时间人与人各有不同，有人一天睡9个小时还不够，有人睡5小时精力就很充沛。有睡意时，上床后30分钟不能入睡，觉醒时间每晚超过30分钟，且白天有症状的，在临床上可以诊断为失眠症。失眠持续不足3周的，为短期性失眠；超过3周的为长期性失眠。美国斯坦福大学专家分析，失眠的原因很多，前者多见于应激情况，如考试前、旅行时差、环境改变、大喜大悲、女性经期、睡前饮用咖啡或茶等；后者则与一些疾病有关，如心理失衡、睡眠中肢体运动、呼吸暂停综合征或其他疾病等。

专家认为，治疗失眠方法常见的有药物治疗、心理治疗和自我调节治疗。小剂量短时间使用安眠药是治疗失眠症的重要手段之一，但安眠药有依赖性或成瘾性，可抑制呼吸，使记忆力减退，因此要严格遵从医嘱，切忌滥用；心理治疗主要适用于治疗以情绪因素为主导作用的疾病，如神经衰弱、抑郁症和焦虑症等；自我调节的方法应积极提倡，比如白天增加一些体力活动，情绪保持稳定，性格要开朗豁达，改正睡前不良习惯（酗酒、饱食、看刺激节目等），让自己的生物钟有规律地运行。

专家指出：观婴儿睡眠状态可辨出疾病。

对于不会说话的婴儿来说，患上因睡眠而引发的疾病是件很痛苦的事情。国外专家指出，如果婴儿在睡眠中出现一些异常现象，家长千万不要掉以轻心，因为这往往是婴儿将要或已经患上疾病的信号，应根据情况进行诊治。

　　专家指出，如果婴儿入睡后不断地咀嚼，可能是得了蛔虫病，或是白天吃得太多，消化不良。可以去医院检查一下，若是排除了蛔虫病，则应该合理安排婴儿的饮食。如果婴儿在刚入睡或即将醒时满头大汗，并伴有其他不适的表现，就要注意观察，加强护理，必要时去医院检查治疗。比如，婴儿伴有四方头、出牙晚、囟门关闭太迟等症状，很可能是缺钙或患了佝偻病等。孩子入睡后在床上翻滚的现象较为常见，有时可能是被子太厚，还有种可能是孩子晚上睡前吃了很多东西，睡觉后肚子总是胀得难受，消化不良，难免要翻身。

　　总之，婴儿由于处在不能表达自己思想的时期，家长除应给其安排足够的睡眠时间和良好的睡眠环境外，应当在婴儿睡觉时多观察其是否有异常举动，以便及早发现病情进行治疗。

第三节　心理疾病对睡眠质量的影响

　　或因工作压力，或因生活琐事，目前大约有1/4的成年人存在或多或少的睡眠问题。尤其是随着气温逐渐回升，人的交感神经变得异常敏感与兴奋，于是，对于容易失眠的人来说，睡眠质量就会变得更差。

　　心理因素影响睡眠，很多有过失眠经历的人会同意这一点。当一个人明天就要考试或者刚刚失恋的时候，晚上就很有可能失眠，而当考试结束或者逐步摆脱了痛苦情绪的困扰以后，睡眠又逐步恢复正常。但对一些长期失眠的患者来说，他们未必同意这个观点。这些人会说，我现在的情绪很平静，周围没有任何让我感到烦心的事情，我周围的睡眠环境也是很好的，为什么还是天天失眠？其实心理因素同样对他们的睡眠产生着重大影响，但要更复杂。

"失眠不是简单地睡不着觉，尤其是长期失眠的人，85%伴有焦虑抑郁等心理问题，甚至有可能是狂躁症、精神分裂症的早期表现。"这就是长期失眠的严重性。

1. "怕失眠"心理

许多失眠患者都有"失眠期特性焦虑"，晚上一上床就担心睡不着，或是尽力去让自己快入睡，结果适得其反。人的大脑皮层的高级神经活动有兴奋与抑制两个过程。白天时脑细胞处于兴奋状态。工作一天后，就需要休整，进入抑制状态而睡眠，待休整一夜后，又自然转为清醒。大脑皮层的兴奋与抑制相互协调，交替形成周而复始的睡眠节律。"怕失眠，想入睡"，本意是想睡，但"怕失眠，想入睡"的思想，本身是脑细胞的兴奋过程，因此，越怕失眠，越想入睡，脑细胞就越兴奋，故而就更加难入眠。

2. "梦有害"心理

不少自称失眠的人，不能正确看待梦，认为梦是睡眠不佳的表现，对人体有害，甚至有人误认为多梦就是失眠。这些错误观念往往使人焦虑，担心入睡后会再做梦，这种"警戒"心理，往往影响睡眠质量。其实，科学已证明，每个人都会做梦，做梦不仅是一种正常的心理现象，而且是大脑的一种工作方式，在梦中重演白天的经历，有助于记忆，并把无用的信息清理掉。梦本身对人体并无害处，有害的是认为"做梦有害"的心理，使自己产生了心理负担。

3. 自责心理

有些人因为一次过失后，感到内疚自责，在脑子里重演过失事件，并懊悔自己当初没有妥善处理。白天由于事情多，自责懊悔情绪稍轻，到夜晚则"徘徊"在自责、懊悔的幻想与兴奋中，久久难眠。

4. 期待心理

期待心理是指人期待某人或做某事而担心睡过头误事，因而常出现早醒。比如有一位"三班倒"的纺织女工，由于要上大夜班（夜里 12 点上班），常于晚 7 时睡觉，因害怕迟到，睡得不踏实，常常只能睡上 1～2 小时，就被惊醒，久之便成了早醒患者。也有的人在晋升、职称评定、分房结果快要公布前，往往也处于期待兴奋状态，难以入睡。

正是由于这些错误的认识，使这些人对睡眠过分关注，进而引起对睡眠的恐惧和紧张，导致失眠。有学者报道，75% 的失眠症患者在他们失眠刚开始前经历过一次或多次应激性生活事件，这些事件中最常见的是人际关系问题，包括人际冲突、信任危机、缺乏社会支持、对他人的依赖得不到满足、不适宜的心理防御机制等。上述生活事件是造成失眠开始出现的重要原因，但在失眠慢性化的过程中，人的个性、对失眠的认识、睡眠行为就起了重要作用，所以，要注意保持健康的心理以及对睡眠的客观态度。

第四节 社会压力对睡眠质量的影响

现代人的睡眠不够，而这是生活压力累增的原因。

当今社会压力重重，精神压力最大的是学生。老师的谆谆教导，家长的苦口婆心，使得学生不敢有丝毫放松；名目繁多的考试，接连不断的模拟，使得学生苦不堪言。还有，补课、交费、好差班、文理科、做不完的作业、或高或低的名次……

社会压力最大的是教师。既要响应上面的号召实施素质教育，又要考虑家长的期望让学生在各级各类的考试中有较好成绩；既要教育管理好学生，让学生成才，又要掌握好惩戒的尺度，避免负面影响；既要吃饭穿衣做有血有肉的人，又要按社会舆论要求当精神上的"神"。

生活压力最大的是下岗工人。吃饭要钱，穿衣要钱，孩子上学也要钱，可是，到哪儿弄钱呢？政府虽有不少照顾政策，但能落到实处的甚少。

感情压力最大的是婚外恋者。离婚还是不离婚，断绝与情人的交往还是继续下去，实在难断。想与情人长久，又舍不得家庭；想安心过日子，又放不下情人，难以取舍。

健康压力最大的是网民。一坐就是几个小时，眼睛难受，颈椎难受，头难受，腰难受，赶上热天，屁股捂得也难受，白天要上班，只好牺牲睡觉时间去上网，严重影响身体健康。可是如果不上网，那也不行，心里难受！

家庭压力最大的是中年人。上有老，下有小，在单位即使不是领导，也是"老革命"，事情不会少，难得有个双休日，孩子的爷爷要"常回家看看"，孩子的姥姥也要"常回家看看"，先去谁家，后去谁家，一定要考虑好，否则，两口子就要吵架。

学习压力最大的是专业技术人员。为了提高学历，为了评定职称，放弃休息时间，放弃娱乐活动，学习专业知识，学习信息技术，参加继续教育，参加外语考试，写论文，写总结，费用基本自理，工作不能耽搁。

经济压力最大的是大酒店老板。大酒店老板多数赚钱，不过，生意好的，都是靠公款吃喝，而单位吃饭，都是先签字，后付账。光是有一笔启动资金装修酒店，提高规格是不够的，必须要有一大笔周转资金，否则干不下去。单位把酒店吃垮的事例已不止一个。

心理压力最大的是贪官。权可以生钱；钱可以买权。权大了，钱多了，总有点不踏实，怕纪检会找谈话，怕"双规"。晚上收受贿赂，白天还得大叫反贪。

综合压力最大的中国人是烟民。健康压力：天天看见"吸烟有害健康"；经济压力：每天都得有此项开销；家庭压力：老婆（或丈夫）孩子反对；社会压力：公众场合吸烟、随手扔烟头、随地吐痰会遭到大家反对，还有可能被罚款；心理压力："烟友"在一起，不能"掉价"递低档的烟，为了省钱，只好躲在一边吸劣质烟，生怕被人瞧见没面子。

正是由于这些压力，使现代人睡眠严重不足，睡眠不足，大脑就很难保持清醒状态，进而影响正常的工作、生活和学习。

一项由较佳睡眠促进协会主导的调查发现，1000个成年人中，有三分之一的人承认睡眠不足，影响工作。其他调查还发现办公时间在桌前打盹的女性是男性的二倍；约有二分之一的人相信长时间工作让他们无法获得需要的睡眠；有20%工作时不舒服或拖拖拉拉的人说，他们前一天晚上没有睡好；有三分之一成年人认为，他们醒来工作时，觉得休息得还不够。

人们疲倦不是什么新闻，但也不能掉以轻心。那么，睡眠不足又有什么危险呢？在睡眠不足时，还要工作，人就需要转紧发条才能应付高强度的压力，这样会导致心脏跳动加速，肌肉缩紧，血液变浓稠。睡眠不够维持身体所需，就会造成精力耗损、免疫系统虚弱、较容易生病。

一些专家认为，长期睡眠不足会损害整个人——损害人的人生。如果人真的生病，由于睡眠又不够，就变得更严重了。这就是危险的征兆。①疲倦延长。即使连着好几个晚上多睡一些，或是整个周末都在休息，还是没有办法驱除疲倦的感觉。更糟的是，人们可能觉得永远都补不回来了。②出现消化不良或食欲不振现象。正常时人们都很期待用餐时间，但高度疲倦时却会发生吞噬困难，或是吃得很少。③失去性欲。开始出现睡眠的问题，有时并不是直接发生失眠现象。人们即使睡了整晚，早上也觉得累。人们开始控制不住自己了，这是在不知不觉中发生的征兆。除此之外，还可能在不适当的时候打盹，譬如开会或开车时。

然而，多数成功的人都有规律、有充足的睡眠习惯。不管他们就寝时间早晚，每天和每星期都要睡够，才能保持活力，向前冲刺。

根据国家睡眠失调研究委员会和其他几个团体的调查，女人比男人更不容易睡好。有高达半数的职业妇女经常会半夜惊醒。女人为何会有那么多和睡眠相关的问题，其原因除了工作外，还包括：女人通常还要花许多时间做家务。社会对她们外表的期望，促使他们花许多时间穿衣、装扮。一直以来，女人的收入较低，这表示，如果她想达到和男人同样水准的收入，她就必须要工作更久、更努力。因此她们较不容易收支相抵，却更容易感到疲倦。许多妇女还要负责孩子的教育，参与学校活动，晚上念故事书给孩子听……由于越来越多的妇女需要分摊或完全负担家中的经济（如单亲妈妈），终于造成对妇女睡眠质和量的严重冲击。白天的重大压力的确会冲击到她们夜晚的睡眠质量。

过去十年来，越来越大比率的男人发现他们也陷入疲累的行列。毕竟，要同时当个好父亲、敏感的丈夫、赚钱冠军、开明的经理和随传随到的得力助手，绝不简单。许多男人在工作上面对的压力增加，工作的危险性也较高。危险职业几乎是男人的专有领域。不论你是男性或女性，我们应该一致同意，造成疲倦感的原因两性是一样的。

良好的睡眠对人们尤为重要，规律足够的睡眠让人们身体能在白天的压力和紧张后恢复。虽然心理和生理放松也能恢复，但深沉入睡对人们每天面对的工作绝对有重要影响。

第五节　心理压力对睡眠质量的影响

心理压力是个体在生活适应过程中的一种身心紧张状态，源于环境要求与自身应对能力的不平衡；这种紧张状态倾向于通过非特异的心理和生理反应表现出来。

完全没有心理压力的情况是不存在的。我们假定有这样的情形，那一定比有巨大心理压力的情景更可怕。换一种说法就是，没有压力本身就是一种压力，它的名字叫做空虚。无数的文学艺术作品描述过这种空虚感，那是一种比死亡更没有生气的状况，一种活着却感觉不到自己活着的巨大悲哀。

为了消除这种空虚感，很多人选择了极端的举措来寻找压力或者刺激。一些人在寻找的过程中甚至付出了生命的代价。比如有一部分吸毒者，在最开始就是被空虚推上绝路的。心理压力的产生原因是复杂的，每一个人的压力都有所不同。但总体来说，可以将引起压力的原因归为四类：生活事件、挫折、心理冲突和不合理的认识。

心理压力是人类生活中一种必然的存在，各种各样的生活事件都能引起不同程度的心理压力。从大的方面说，战争、地震、水灾、火灾等灾害，都会给人们带来沉重的心理压力和负担。从小的方面讲，面临一次考试或考核，自己生病或亲友生病，也会给我们正常的生活带来意外的冲击和干扰，也都会成为我们心理压力的来源。

心理学家格拉斯通提出了会给我们带来明显的压力感受的 9 种类型的生活变化：

（1）就任新职、就读新的学校、搬迁新居等；

（2）恋爱或失恋，结婚或离婚等；

（3）生病或身体不适等；

（4）怀孕生子，初为人父、母；

（5）更换工作或失业；

（6）进入青春期；

（7）进入更年期；

（8）亲友死亡；

（9）步入老年。

此外，家庭、工作与环境状况之间的关系，所从事工作的性质等，也是能造成心理压力的情境。

谁没有过成功的喜悦,谁没有过失败的痛苦?正是成功的喜悦,加上失败的痛苦,构成了实实在在的人生。失败和挫折总是难免的,想得到的得不到,不想失去的却偏又失去,世上的事就是这样,经常难如人愿。

当遭到失败时,内心会产生一种消极的情感体验,我们称之为挫折感。外在的挫折经验和内心的挫折情感体验,是导致心理压力的另一个非常重要的原因。

世界是复杂的,每个人所经受的挫折也是多种多样的。有的人是因为无法拥有自己认为重要的东西;有的人是因为失去了自己认为很重要的东西;还有的人是因为自己的需要受到外在因素的阻碍而无法实现。种种挫折都给我们造成了心理压力。

挫折的形成有客观原因,也有主观原因。客观上,重要的生活事件(如考试失败、失业等),用来约束我们行为的道德、法律规范和风俗习惯等都能导致挫折感的形成。主观上,需求动机的冲突、个体心理素质以及人的个性心理品质等都是挫折产生的影响因素。最重要的影响挫折产生的主观因素是个体内在的欲求水平。

心理学研究表明,一个人对成功与失败的体验,包括对挫折的体验,不仅依赖于某种客观的标准,而且更多地依赖于个体内在的欲求水准。任何远离这一欲求水准的活动,都可能产生成功或者失败的体验。在现实生活中,这一事实体现为,取得相同的成绩,不同的人会有不同的反应。比如,考试得了80分,对于60分万岁的人来说,已经是很大的成功了;但是对于平时都是以90分为目标的人来说,则就属于失败,会产生挫折的体验。就好像巴西足球队,不取得冠军就是一种挫折,而中国队只要从亚洲出线就是巨大成功一样。

可以这样认为,一个人的欲求水平和主观态度是决定是否产生挫折的最重要原因。中国有句俗话"知足者常乐",就是鼓励人们降低欲求水平以减少挫折、减少压力。

有一项睡眠剥夺的实验表明：72 小时以上持续不眠的受试者会出现错觉和幻觉，走路如同醉汉，可有眼花和复视，言语中断，反复唠叨，有些病人甚至会出现被害妄想。

关于睡眠方面的障碍，一直是困扰许多人的问题，最常见的是失眠。大约有40%的成人报告自己有过失眠的经历。失眠随着年龄的增长有增加的趋势，通常女性比男性更为常见。造成失眠的原因有很多，除了疾病和药物因素的影响外，心理社会因素和环境因素尤其值得注意。由睡眠环境、规律的改变和睡前服用兴奋性饮料所导致的失眠属于暂时性的，如将习惯改正一般可以恢复。由于过度疲劳、紧张、焦虑或抑郁所引起的失眠，需要仔细探究其原因，必要时要求助心理医生。

第六节 环境对睡眠质量的影响

睡觉应该有一个合适的环境，主要是一个清静的卧室和舒适的卧具。

通风是卧室的一个重要条件，因为新鲜的空气比什么都重要。无论室外的温度高低，睡觉之前都应该开窗换气。选择一张舒适的床，一般以软硬适中的棕绷床为宜。枕头软硬要适中，尽量做到冬暖夏凉。

睡眠环境大概有这么几个指数，如果调节得好，自然对睡眠大有帮助。

1. 光亮度

一般人还是在黑暗的环境里较容易进入睡眠状态，但也不要漆黑一片，一点不透光，因为有些人会对黑暗产生恐惧感，极暗的空间反而不见得好入睡。不介意有亮光，在卧室里开一盏小红灯，也可以有助睡眠。相对于夜晚的黑暗助眠，清晨的光线可能会使你过早地从睡梦中醒来，所以在卧室里应用质地较厚的布做窗帘，或多挂一层遮光窗帘，以避免早上过早醒来。

2. 声音

一般而言超过 70 分贝的声音，会引起醒觉或无法入睡。所以维持较安静的睡眠环境是安眠所必需的。但个体对声音的敏感性是不同的，对不同来源的声音也有不同的反应。例如在城市中住惯的人可能对夜晚车辆的行驶声不敏感，但如果出外旅游，可能会被清晨的鸡叫声吵醒。另外，在非常安静，甚至可以听到自己心跳的环境里，也是不容易入睡的。

所以，睡眠环境应该为规律的呈现低分贝的声音，如收音机电台广播的频道声。有些人喜欢边听音乐，边睡觉，如果已成习惯且不影响睡眠的持续性，也是无须改变的。

3. 温度

在亚洲睡眠大会上，印度睡眠专家提出，当人体处在 24 摄氏度的环境中，最易进入睡眠状态。而且在人入睡时需要主动调降身体温度，所以，入睡时的室温略低些有助于入眠。入睡后可以稍高一两度，因为室温过低，在后半夜或清晨醒来时会觉得冷。如果是空调设定温度，最好可以主动变换，在入睡时调到 26℃ 左右，等入睡一两个小时后，再回升到 28℃ 左右。

4. 湿度

适宜的相对湿度为 60% ~ 70%。使用空调或暖气时应注意湿度的维持，可以通过加湿器等散发蒸汽，但要注意室温，防止流汗。另外，穿着吸汗性佳的睡衣，也有助于身体周围适宜湿度的维持。

5. 室内花卉

天竺花能镇静安神，是治疗失眠的好花；薄荷花、菊花、茉莉花对思虑型失眠有效；兰花、水仙花、百合花、莲花对多梦、烦躁、易怒型失眠效果不错；牡丹花、桃花、梅花、郁金香、黄花、紫罗兰、桂花、迎春花则对伴有抑郁的失眠有最佳疗效。

第七节 旅游对睡眠质量的影响

睡眠与醒觉是一个交替出现的过程。旅游中，只有睡眠好，次日活动时才能精力充沛。而白天活动稍累一些，对晚上睡眠有促进作用，这样就形成一个良性的循环；反之，睡眠质量不高，则白天头昏、乏力、困倦、思睡，食欲不振，精神不集中，思维不敏捷，心情不愉快，再好的景致也无心欣赏，反复下去，可以形成恶性循环。

当偶然出现一两天睡眠欠佳时，大脑可以出现一种抑制现象，这便是困意，有保护性作用，这时如果能适时地多睡一些，可以起到"补偿"作用，不妨称为"补偿性睡眠"。

所以，应该学会让大脑休息。睡眠是大脑的一种休息方式，但不是唯一的休息方式，比如闭目养神、静坐、乘车、饮茶、远眺，甚至漫步、吟诗都可以是休息方式。在旅游中总是有时间可以利用的，但有的人不会利用，如果学会这一点，便可以使整天的旅游活动精力充沛，也可以使晚上的睡眠需求减少。

总之，睡眠是生活中的必存现象，在旅游活动中要适当增加；如果能够善于利用各种机会进行积极的休息，睡眠时间也可以有所减少。保证睡眠，可以使醒觉活动的效率增加，可以使你的旅游活动"不枉此行"，而且形成的良性循环会有利于整个身体。对于有睡眠障碍的人，可以借助旅游去纠正。

生活经验告诉我们：只要缺少了一两夜睡眠，人们就会感到明显的不适。科学家做动物试验证明：缺少睡眠比缺少食物更能影响动物的行为，可见睡眠对于保持生理机能非常重要。所以，旅行与睡眠可谓关系密切。旅行中，游客常常会出现睡眠障碍，而良好的睡眠则可以帮助游客在旅行中玩得更尽兴。

旅行中到底是哪些因素影响了我们的睡眠？为了回答这个问题，近年来，相关调查机构曾对北京、上海、广州三地的旅行者进行了有关旅行前后睡眠质量的调查，结果发现：30%的旅行者为准备旅行而加班加点干工作，其中39%的旅行者因此而缺少睡眠；25%的旅行者在出发前一晚熬夜收拾行装；50%的旅行者出发当日容易早醒；此外有17%的旅行者自称在旅行中存在睡眠问题。

据调查，旅行中最常见的引起失眠的原因包括环境陌生、住宿不舒适、担心工作或其他问题等。由此看来，虽然大家把旅行看做是一种休息和放松的方式，但实际上却有不少人因此缺少休息的时间。

充足的睡眠是缓解旅途疲劳、恢复体力的重要保证。为了避免在旅途中休息不佳，旅行者应当提前做好准备，这样才能拥有一段放松、愉快的旅行经历。

外出旅行必须要注意劳逸结合，为此应格外注意以下几点：

（1）住宿时尽量选择安静、舒适的房间。

（2）不可在睡前饮酒饱食，避免饮用咖啡、茶等刺激性饮料，同时最好按平时的作息时间上床休息。此外，睡前洗个热水澡也可有助于睡眠。

（3）海滨、山谷、沙漠地带往往昼夜温差较大，到深夜时气温较低，为此旅行者在入睡前应加盖被子，必要时应关上窗户。

（4）赶上风雨天气，应避免在窗下迎风而卧，这样容易因受风寒而感冒。

（5）旅途中出汗、劳累时，不要随便在道路边、山洞里或湿地上小睡，以防日后患上风湿性疾病。

（6）不要在树下、草地上躺卧入睡，防止小昆虫叮咬或爬入耳道、鼻腔等处。

（7）在蚊子多的地方投宿，最好备有蚊帐。若无蚊帐，可采取其他防蚊措施，如点蚊香、艾条，身上擦清凉油、风油精或香水等。

如果本来就睡眠不好或在旅行中容易出现睡眠不好的情况，可在出行时准备一些有助于睡眠的药物。

第八节　现代生活对睡眠质量的影响

所谓现代生活是指随着社会的发展以及物质文明和精神文明的提升，人们在逐渐改变传统的生活方式，而体现出一种新的生活方式。现代生活是一把双刃剑，人们一方面会受到发展所带来的高度文明的影响；另一方面也会受到一些不利因素的干扰。

1. 夜生活对睡眠的影响

随着现在生活节奏的加快，夜生活越来越成为一种"时尚"。越来越多的人，尤其是在城市的人，兴致勃勃地投入到夜生活中。正如有人所讲："城市的夜生活充满了诱惑，夜晚的霓虹灯让我痴迷。"

的确，夜生活充满了诱惑，歌厅、舞厅、酒吧，以及网吧，全都向人们张开了双臂，期待人们的到来。许多人也在其诱惑下，乐此不疲，习惯性地到凌晨之后才回家，甚至乐不思蜀，彻夜不归。岂不知，过度的夜生活是一条"美女蛇"，它一方面给人们带来了刺激，另一方面也严重影响了人们正常的睡眠。例如，在歌舞厅中，灯光昏暗，摇滚的音乐震耳欲聋，人们还不停地吸烟、喝酒，空气污浊。长期在这种场合中出入，会使人体内的内分泌功能失调、精神委靡不振。而经常性的夜生活会严重影响到学习，没有规律的夜生活也破坏了人体生物钟的正常功能，破坏了睡眠的规律性。另外，由于夜生活之后还要工作等原因，夜生活过多，导致睡眠不足。久而久之，就会导致失眠等睡眠障碍，对身体健康极为不利。

2. 娱乐对睡眠的影响

随着人们生活水平的提高，人们吃、喝、用都有了很大改善，而且连人们玩的也有了很大的提高。商场里各种各样的玩具让人目不暇接、流连忘返；游乐场各种刺激新奇的娱乐设施使很多人跃跃欲试，人们为此兴致勃勃，乐开了花。殊不知这娱乐背后也藏着很大的危害，例如，颜色、式样、声音丰富多彩的玩具，尤其是声音过大的玩具，完全超出了人们所能承受的范围，从而会影响到人们的听觉功能，最终还会影响到睡眠，使得睡眠系统发生变化，致使人们睡眠中出现异常。另外，游乐场各种刺激、惊险的娱乐，在满足人们追求刺激需求的同时，也使人产生心跳过速、血液循环等生理方面的不适，以及恐惧、紧张等心理，容易导致入睡困难、噩梦不断、突然惊醒等睡眠障碍。

虽然研究没有说使用电子产品和睡眠不好之间存在必然的联系，但是很多专家已开始关注这个问题。研究人员指出，使用此类设备是影响人们进入深度睡眠的部分原因，因为电子产品的人工光源阻碍了人体释放深度睡眠所需的褪黑激素。

美国加州大学伯克利分校的睡眠专家、心理学教授哈维说："睡觉不像关电灯开关，我们并不是一靠在枕头上就能睡着的，进入睡眠状态是需要过程的。如果我们处在光线明亮的环境中，人体就不能得到很好的放松，从而无法很好地入睡。"

专家认为除了电子设备发出的光会影响睡眠，在睡前查看令人气愤的电子邮件也会影响睡眠。还有玩游戏无法过某一关的沮丧，或者在互联网上遇到影响自己心情的事。很多人睡前除了玩些电子产品，都不知道干什么好，要么摆弄床边的 iPad，要么打开 DS、iPhone 或者 Windows Phone7 玩游戏，直到玩得太累了才睡觉。在一次问卷调查中对年龄介于13~64岁之间的1500多人进行调查：95%的人在睡前都会接触电子设备，而30岁以上的人大多选择躺在床上看电视。研究显示，光线会打扰睡眠模式并恶化已有的失眠症状，iPad和笔记本电脑之类的电子产品对睡眠的害处，比卧室里的电视、灯管更大。因为发出的光线足以刺激大脑，使得大脑处于清醒状态，这样就延迟了入睡的时间，还影响到生物钟的规律。

这些都严重影响人类睡眠。

第九节 噪音对睡眠质量的影响

噪声污染对睡眠的影响是很大的，一个人每天的睡眠时间是一天的三分之一，如果这三分之一的时间都是在噪声中度过的话，这对人体的伤害是很大的。那么，噪声污染对睡眠的影响有哪些呢？

（1）听力损伤。听力损伤包括两种情况：暂时阈限改变和永久性阈限改变。听力损伤为暂时阈限改变的患者能够在噪音消除后的16小时内恢复到正常阈限；当听力损伤为永久性阈限改变时，则在噪音消除后的一个月或更长时间听力都还不能恢复到正常的水平。

（2）噪音对健康的影响。高分贝的噪音可能会导致生理唤醒和一系列应激反应，使血压升高，影响神经系统和肠胃功能，对人类和动物的免疫系统都有影响，同时可能导致失眠等症状。

噪音不仅能够直接影响个体的健康，而且还会通过改变某些行为，对健康产生间接的影响。由于噪音，人会喝更多的咖啡或酒、抽更多的香烟。

（3）对人的心理健康也有不利影响。噪音会引起头痛、恶心、易怒、焦虑、阳痿和情绪变化无常等。在高噪音区域，人患精神病的几率更高。噪音是通过一些中介变量引发心理疾病的。在噪音环境中，个体知觉到的控制感减弱，以及产生无助感，这些心理反应会更容易引发心理疾病。

近年来，夜间噪声一直是市民投诉的热点，而建筑工地夜间施工噪声投诉更是一直居高不下。有报道说，江苏南京市一对快60岁的老人，因居住的小区附近晚上噪音太大，严重影响自己的休息，于是将制造恼人噪音的单位告上了法院，要求归还睡眠权。为了有效控制夜间施工过程中产生噪声扰民现象，保障城市居民正常的生活环境，湖北省襄阳市出台市区夜间建筑施工管理办法，可以说是一项得民心之举。

有研究表明，噪声污染对人类的危害非常大，它不但会影响人的听力，而且会导致高血压、心脏病、记忆力衰退、注意力不集中及其他精神综合征。噪音的强度可用声级表示，单位为分贝。噪音级在30~40分贝是比较安静正常的环境；超过50分贝就会影响睡眠和休息；70分贝以上的噪音会干扰谈话，造成心烦意乱，精神不集中；长期工作或生活在90分贝以上的噪音环境，会严重影响听力和导致心脏血管等其他疾病的发生。科学家研究发现，日间噪声可造成情绪紊乱、易怒、脱发、焦躁不安、食欲减退等，而夜间噪声影响睡眠，对健康的损害更甚。

俄国生理学家巴甫洛夫说："睡眠是消除一切心理紧张的良药。"人体在白天从事的各种活动，耗去体内大量的能量和营养物质。而在夜间睡眠时，人的新陈代谢以合成为主，人体需要的能量，特别是神经系统需要的物质均在睡眠中合成，并在睡眠中排出活动的产物，这样才能以饱满的精神状态及良好的心理状态迎接新的一天。如果长期睡眠不足，大脑得不到充分的休息，就会使人心情忧虑焦急，免疫力降低，由此会导致种种疾病的发生，如神经衰弱、感冒、胃肠疾病等。瑞典医学研究人员发现，睡眠不足还会引起血中胆固醇含量增高，使得发生心脏病的机会增加。澳大利亚的一个研究学会提出，人体的细胞分裂多在睡眠中进行，睡眠不足或睡眼紊乱，会影响细胞的正常分裂，由此有可能产生癌细胞的突变而导致癌症的发生。可见，夜间噪声影响睡眠，对居民的生活质量和身心健康是有害的。

第十节　颜色对睡眠质量的影响

如果使用得当，五颜六色的家居能成为一种有益健康的"营养素"。

绿色：有益消化，能够促进身体平衡，并起到镇静的作用，对好动或身心受压抑者有益。因此，绿色对容易疲劳的人以及情绪消极者有一定的治疗作用。

红色：会刺激神经系统，增加肾上腺素分泌，增强血液循环。但接触红色过多，会让人产生焦虑情绪。所以，失眠、神经衰弱、心血管病患者不宜使用红色装饰家居，以免加重病情。

橙色：可以诱发食欲，有助于钙质的吸收。如果孩子食欲不振或者需要补充钙质，不妨给他装饰一个以橙色调为主的房间。

黄色：能活跃思维，但金黄色的装饰易造成情绪不稳定。所以，患有抑郁症和狂躁症的人不宜用金黄色装饰家居。

蓝色：能降低脉搏的跳动频率，调节体内平衡。所以，在卧室使用蓝色，可消除紧张情绪，有助于减轻头痛、发热、失眠症状，是老年人及心血管病人的最佳选择。此外，蓝色还适合过度用脑一族。

紫色：可维持体内钾的平衡，有安神作用，但其对运动神经和心脏系统有压抑作用。所以，心脏病患者应慎用紫色装饰居室。

靛蓝色：会影响视觉、听觉和嗅觉，可减轻身体疼痛的敏感度。术后伤口正在恢复的患者可以选择一些靛蓝色的家居饰品，或者干脆将房间刷成靛蓝色。

卧室墙面米色最好。虽然看着洁白色的墙面，让我们有一种清爽干净的感觉，但却对睡眠不利，因为白色墙面反光强烈，容易引发头痛。最好使用让人心情舒畅、安静祥和、稍微深一点儿的颜色，如亚光的米色就是卧室不错的色彩选择。

第十一节　公交车上的睡眠

早起上班，家和单位有一段路程，在公交车上，找到位置后，赶紧坐下来补一觉。早班公交车上，常见这类歪头睡觉的上班族。

在车上睡觉，醒来后，很可能会觉得腰酸腿疼、疲乏无力。因为在车上睡觉容易受到各种因素的干扰，车辆晃动、嘈杂的声音、空间狭窄等，都不容易使人进入"深睡眠"状态，而只能在"浅睡眠"状态下休息，得不到充分休息。

另外，在车上睡觉，还容易感冒和落枕，因此尽量不要在车上睡觉。而且，公交上小偷很多，站着睡觉也不安全。

第十二节　火车上的睡眠

当出差或者旅游时，可能会坐火车，或是长途汽车，就会有睡眠的问题。硬卧中铺一般最好睡觉时头朝走廊这边，这样比较礼貌；上、下铺就可以随意点了。

硬座，睡起觉来比较麻烦。靠窗的相对好点，头可以靠着玻璃和座位的相交处，并微微卡在其中，火车振动时不会狠撞在玻璃上。靠窗的座位还有一个优势，就是桌子的三分之二都在你的面前，你可以选择趴在桌子上睡。最好双手交叉平放在桌子上，用额头贴在手臂上，夏天的话可以用湿纸巾或手帕纸垫着，这样即使出了汗也不会太难受。这样睡的好处是可以隐藏睡相，如果流口水别人也看不见。中间的乘客在看桌子没有被全部占用的情况下，也可以用同样的方法斜趴在小桌子上睡。万一不行可以带上旅行帽，把帽檐压到最低，双手交叉腋下或双手平坦大腿十指交叉，屁股往前坐，头仰靠在后座上睡。压低帽檐的好处是，一般头仰着睡，嘴巴会不自然地微张，影响形象，帽檐可以挡住一部分脸。如果没有帽子，也可以用报纸或薄点的书盖脸。靠走廊可以选择和中间乘客相同的办法，还可以侧过身子面向走廊，用头或脸靠在座位的靠背上，双手交叉腋下或双手平坦大腿十指交叉。这样睡有个缺点就是来往的路人和小推车会碰醒你。建议靠走廊的乘客晚点再开始睡觉，路人少点你也睡得安心些。但要注意腿尽量伸直睡，可以跟对面座位上的人交涉下，叉开互相伸，这样时间长了腿也不会麻木。

一般而言，睡下铺最好头朝里，以免受到过道上人员走动的干扰；中、上铺则应该头朝过道的一端，因为人行道的空气比较流通，气温较低，有利于睡眠，而且上铺靠车窗的那头空间狭窄，如果朝那边睡，睡醒起身时容易碰到头。

长途旅游购买卧铺票时要注意根据自己的情况选一下位置，普通卧铺车厢有 22 个卡位，每个卡位有上、中、下三个铺，11～12 号铺在最中间，离两头的盥洗室、卫生间、开水房都比较远。如果你的旅伴有老人和小孩，最好尽量选择 4 号以前或 19 号以后的铺位，会比较方便。现在列车卫生条件还不错，不用担心两头会有异味。一般而言只要不是票特别紧张，售票处都有可能给你选择。

　　长时间乘火车无论如何都会使人感到疲倦，不合适地穿着会让你疲倦得更快。比如不透气的化纤面料或硬质地的衣物、过紧的衣物、高跟或磨脚的鞋子，都不宜穿着。尤其夏日全国各地的气温都普遍较高，一般在火车上穿一件略宽松的短袖棉质 T 恤，一条含棉量较多的牛仔或休闲裤，一双薄帆布鞋就可以从南走到北了。

　　在火车上人的活动量很小，所以在火车上吃饭，不可吃得过饱，并应吃容易消化的食物。虽然多数火车都有空调，但在没有空调的车上，每天最热的上午 11 点到下午 3 点这段时间，如果喝点淡盐水、茶水或清凉饮料，有利于预防闷热带来的不适和中暑。

第十三节　汽车上的睡眠

　　睡眠大致分为"非快速眼动睡眠"和"快速眼动睡眠"两个阶段，在前一个阶段中，又可以分为"浅睡眠"和"深睡眠"两个过程，这两个过程在睡眠中循环多次。人们只有在睡眠中经历了几个"深睡眠"过程后，才能使疲劳得到充分地消除。

　　但是，在汽车上睡觉、打盹、补觉，容易受到各种因素的干扰，不容易使人进入"深睡眠"状态，而在"浅睡眠"状态下休息，只能使人得到不充分地恢复。在车上小睡，最要防的是落枕、感冒。脖子歪向一边睡觉，容易使一侧的脖子肌肉疲劳，所以很容易落枕。

　　还有，在车上睡觉，车门开关，风扇吹动，一不小心就容易着凉。个别的还能导致面瘫，有些人面瘫短时间内可自然恢复，有些就再也不可逆转了。如果真的要睡，就找个可以靠的地方或者托着头睡觉。

第十四节　咖啡对睡眠质量的影响

"咖啡（coffee）"一词源自埃塞俄比亚的一个名叫卡法（kaffa）的小镇，在希腊语中"Kaweh"的意思是"力量与热情"。茶叶与咖啡、可可并称为世界三大饮料。咖啡属茜草科常绿小乔木。日常饮用的咖啡是咖啡豆用各种不同的烹煮器具制作出来的，而咖啡豆是咖啡树果实内之果仁用适当的烘焙方法烘焙而成。

咖啡的主要成分是：咖啡因、单宁酸、酸性脂肪、蛋白质、糖等。

咖啡的起源有各种不同的传说。其中，最普遍且为大众所乐道的是牧羊人的传说。有一位牧羊人，在放羊的时候，偶然发现他的羊蹦蹦跳跳、"手舞足蹈"，仔细一看，原来羊是吃了一种红色的果子才导致举止滑稽怪异。他试着采了一些这种红果子回去熬煮，没想到满室芳香，熬成的汁液喝下以后更是精神振奋，神清气爽，从此，这种果实就被作为一种提神醒脑的饮料，且颇受好评。这个牧羊人把这件事报告给了一位修道士（在中东和西方，古时修道士是掌握知识的上层阶级），这位修道士将一些浆果煮熟，然后提炼出一种味苦、劲足的，能驱赶困倦和睡意的饮料。

古时候的阿拉伯人把咖啡豆晒干熬煮后，把汁液当做胃药来喝，认为这样有助于消化。后来人们也发现咖啡还有提神醒脑的作用。

在现在的时尚生活中，人们清晨起床后喝一杯咖啡以醒脑，白天工作时轻咽一口咖啡以提神，在闲暇里饮一杯咖啡，吃几块蛋糕，和朋友聊天、小聚，都是常有的事儿。咖啡丰富着我们的生活，也缩短了你我之间的距离。美餐之后，泡上一杯咖啡，读一份报纸，或是和恋人、朋友及家人在一起共享温馨舒适、乐趣无穷的咖啡时光，都是一种幸福。

但对睡眠来说，咖啡是不合适的。

每天摄入咖啡因超过200毫克（两杯普通咖啡、两杯或者三杯可乐、些许含咖啡因的止疼片）可能会严重影响睡眠并且产生咖啡因依赖症。对于某些人，可能更少量的摄入也会导致这样的后果。

摄入过多咖啡因能引起颤抖、紧张、易怒、心悸、心律不齐、低血压、恶心、眩晕、肚子疼、腹泻、尿频，当然还有失眠。研究证明，咖啡因会导致人们用更长的时间进入睡眠、引起更多的中途醒来以及降低睡眠质量。

为了找出咖啡对你睡眠的影响，不妨试试下面的方法：一个星期的时间不吃任何含咖啡因的食品，不喝咖啡、茶、可可饮料、巧克力饮品、可乐等任何含咖啡因的饮料，不服用任何含咖啡因的药物，如头疼药。如果一个星期以后，你发觉自己不再那么紧张、焦虑，睡眠质量有所提高，那么，咖啡因应该是你要从此完全戒掉的东西。一开始这样做可能比较困难，因为你可能已经对咖啡因产生依赖。事实上，很多人在头一两天的时候会感到头疼等戒断咖啡因的症状，还有人会非常困、没有精力，甚至会感到身体不舒服，会感到易怒、沮丧或紧张。

如果你确实对咖啡因依赖很严重，那么就尝试慢慢地戒掉它，每周减少2~3杯咖啡，这样会减少头疼、神经过敏或抑郁的状态。

还有一些其他的线索能表明你对咖啡因产生了依赖：如果晚上睡觉之前不喝咖啡，半夜肯定会醒来；如果晚上睡得比较晚，早上起床后会感到头疼；如果你通常会在早上喝几杯咖啡，那么下午时感觉到的头疼可能就是因为戒咖啡因而产生的。

所以，咖啡饮用还是要适量。

第十五节 茶对睡眠质量的影响

饮茶有许多益处，这是众所周知的。但饮茶为什么会有许多好处呢？这对一般人来说，是知其然而不知其所以然。随着科学的发展，直到19世纪初，茶叶的成分才逐渐明确起来。经过现代科学的分离和鉴定，茶叶中含有的有机化学成分达450多种，无机矿物元素达40多种。茶叶中的有机化学成分和无机矿物元素含有许多营养成分和药效成分。有机化学成分主要有：茶多酚类、植物碱、蛋白质、氨基酸、维生素、果胶素、有机酸、脂多糖、糖类、酶类、色素等。而铁观音所含的有机化学成分，如茶多酚、儿茶素、多种氨基酸等含量，明显高于其他茶类。无机矿物元素主要有：钾、钙、镁、钴、铁、锰、铝、钠、锌、铜、氮、磷、氟、碘、硒等。铁观音所含的无机矿物元素，如锰、铁、氟、钾、钠等均高于其他茶类。

中国古人曾认为茶有十德：以茶散郁气，以茶驱睡气，以茶养生气，以茶除病气，以茶利礼仁，以茶表敬意，以茶尝滋味，以茶养身体，以茶可行道，以茶可雅志。茶有23项作用：①少睡；②安神；③明目；④清头目；⑤止渴生津；⑥清热；⑦消暑；⑧解毒；⑨消食；⑩醒酒；⑪减肥；⑫下气；⑬利水；⑭通便；⑮治痢；⑯去痰；⑰祛风解表；⑱坚齿；⑲治心痛；⑳疗疮治瘘；㉑疗饥；㉒益气力；㉓延年益寿。

第一项就是少睡，这是茶的提神作用。喝茶要辨体质选，是茶道养生的重要基本功之一。从茶的生长地区来看，有东南西北的不同，更有寒热温凉的区别，泡制加工过程也有所不同，严格地说，并不是喝所有的茶都对身体有益。

我们常常看到某些人喝龙井茶或花茶就一个劲要上厕所，泻得很厉害，以致不再喝茶；也有的人喝茶后会出现便秘；更有人喝茶后饥饿感很严重；有的人喝茶会整夜睡不着；有的人喝茶后血压会上升；还有的人喝茶会像喝醉酒一样，出现茶醉的怪现象，产生心慌、头晕、四肢乏力、胃里难受、站立不稳和饥饿等症状，这就要注意对饮茶者进行调养了。产生茶醉的原因无非是由于空腹饮茶、血糖过低或是对氨茶碱过敏，又或是过度疲劳、过度兴奋所致。一般情况下适当进食一些水果或糖水，或让病人休息一下，暂时停止饮茶都有助于茶醉患者的恢复。

选择茶叶应因人而异，还应注意人体所处的不同状态。青春期青少年性发育，以饮绿茶为主；少女经期和妇女更年期，情绪不安，则饮花茶以疏肝解郁，理气调经；妇女产后和体力劳动者宜饮用红茶；脑力劳动者宜绿茶；老年人里肝肾阴虚或阴阳俱虚者可饮用红。从药茶的配合和饮用来讲，知识分子和上班一族可饮用药味稍柔、药力稍缓、气味较为芳香的花类或叶类植物；而重体力劳动者如搬运工人、建筑工人则适合饮用药力浑厚一些的藤类、茎类植物茶。

很多人喝了茶就难以入眠，是茶本身有兴奋作用，还是自己的体质问题？喝了茶会睡不着的人，该选择哪种茶呢？喝茶会影响到睡眠，主要原因有兴奋和利尿两种情况。而茶会让人兴奋又有两种情形：

（1）一种是对所有的茶都一样敏感，只要是茶的刺激性高，到达一定量就会有影响。

（2）一种是对于某些茶会敏感，例如对红茶就很敏感。

发酵度越轻的茶对睡眠影响越大，因为茶叶里所含的茶碱和咖啡因具有兴奋中枢神经的作用，发酵越重的茶所含的茶碱和咖啡因越少，从茶汤可以大致判断茶的发酵程度，绿色茶汤的茶基本没有发酵过，黄色和微红的汤色基本为半发酵，红色汤色的茶基本为全发酵茶，所以晚饭后最好喝红色茶汤的茶，基本上不会影响睡眠，但对茶敏感者除外。

　　晚上喝普洱茶对睡眠有影响吗？这是因人而异的，如果睡眠质量不好，对茶多酚、咖啡因非常敏感的人，或者喝了茶有一种"提神"的心理暗示的人，喝普洱茶都有可能影响睡眠，所以应该尽量少喝或不喝，以保证睡眠质量。

　　如果对所有茶都一样会敏感的人，可以考虑发酵度高的茶（茶汤红色，如果太浓，冲淡检验一下是不是红色的，黑的颜色是焙火重），这样的茶比较不会影响睡眠。发酵度高，苦涩的程度就会减低。但是，并非所有发酵度高的茶就温和，有的红茶放了20年，力道还是很强，所以比较好的鉴别方法是，喝了茶，会醉茶的（刚开始时会有点晕、心脏跳得比较强或有点想吐），那些茶就会影响睡眠。

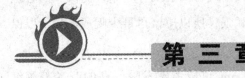

第三章

睡眠与生命的关系

第一节 睡眠的概念

　　睡眠（sleep）是高等脊椎动物周期性出现的一种自发的和可逆的静息状态，表现为机体对外界刺激的反应性降低和意识的暂时中断。人的一生大约有 1/3 的时间是在睡眠中度过的。当人处于睡眠状态中时，可以使人的大脑和身体得到休息、调整和恢复，有助于人们日常的工作和学习。科学提高睡眠质量，是人们正常工作、学习、生活的保障。

　　睡眠好比健康银行，可以常存取，但不能透支。现代人的平均入睡时间相比 30 年前，已经延后了 1 小时左右。世界卫生组织调查显示，全球约有 29% 的人存在各种睡眠问题，我国居民睡眠障碍的患病率高达 42.7%。好睡眠俨然成为现代都市生活的"奢侈品"。那么如何提高睡眠质量呢？中国空气负离子暨臭氧研究学会专家陈少周介绍，"存在于大自然空气中的负离子，对自主神经高级中枢及植物神经系统具有良好的调节作用，从而改善大脑皮层功能，促进睡眠"。

　　原先接受处理内外刺激并作出反应的兴奋度较高的神经细胞因防止没

有经过深加工的刺激联结相互干扰，这就表现为缓解疲劳。而睡眠质量不高是指屏蔽度不够或睡眠时间不足以充分消化刺激联结的现象。嗜睡则是病态的过多过久屏蔽。这些都是神经控制不足的表现。而在睡眠中，由于主动性活动减弱，因此人的体力也得到相应恢复。

睡眠是每人每天都需要的，大多数人一生中的睡眠时间超过生命的1/3。但是睡眠的确切定义，随着时代的变迁而有着不同的内涵。最初法国学者认为：睡眠是由于身体内部的需要，使感觉活动和运动性活动暂时停止，给予适当刺激就能使其立即觉醒的状态。后来，由于人们认识了脑电活动，因此又认为：睡眠是由于脑的功能活动而引起的动物生理性活动，给予适当刺激可使之达到完全清醒的状态。而近些年的研究认为：睡眠是一种主动过程，并有专门的中枢系统管理睡眠与觉醒。睡时人脑只是换了一个工作方式，使能量得到储存，有利于精神和体力的恢复。适当的睡眠是最好的休息，既是维护健康和体力的基础，也是取得高度生产能力的保证。

睡眠往往是一种无意识的愉快状态，通常发生于躺在床上和夜里我们允许自己休息的时候。与觉醒状态相比较，睡眠的时候，人与周围的接触停止，自觉意识消失，不再能控制自己说什么或做什么。处在睡眠状态的人肌肉放松，神经反射减弱，体温下降，心跳减慢，血压轻度下降，新陈代谢的速度减慢，胃肠道的蠕动也明显减弱。这时候看上去，睡着的人是静止的、被动的。实际不然，如果在一个人睡眠时给他做脑电图，我们会发现，他脑细胞发放的电脉冲并不比觉醒时减弱。这证明大脑并未休息。正如一座夜间的蜂房，外表看上去蜜蜂都已归巢休息，但实际上所有的蜜蜂都在为酿造蜂蜜而通宵达旦地忙碌。

正常人脑的活动和所有高等脊椎动物的脑一样，始终处在觉醒和睡眠两者交替出现的状态。这种交替是生物节律现象之一。觉醒时，机体对内、外环境刺激的敏感性增高，并能作出有目的和有效的反应。睡眠时则相反，机体对刺激的敏感性降低，肌张力下降，反射阈增高，虽然还保持着自主神经系统的功能调节，可是一切复杂的高级神经活动，如学习、记忆、逻辑思维等活动均不能进行，而仅保留少量具有特殊意义的活动，例如，乳儿哭声易惊醒乳母等。以上特征有助于区别睡眠和其他睡眠样状态，如冬眠主要由外界环境温度降低引起，昏迷和昏睡则表现为睡眠状态的不可逆性。催眠是由暗示所诱导的睡眠样状态，被催眠者的意识并未丧失，但其行为受催眠者的暗示所支配。有人研究，在睡眠过程中周期性地出现梦，并伴有独特的生理表征。有人认为，梦是独立于觉醒和睡眠之外的第三种状态。

第二节 植物的睡眠什么样？

从古人给合欢、睡莲等植物起名时开始，人们就一直在传说合欢的叶片到夜晚会合拢起来，睡莲晚上要睡觉。这些植物昼夜的变化确实是真的吗？你在夜晚观察过合欢、睡莲吗？植物的睡眠现象是合欢、睡莲这两种植物独有的吗？还有哪些植物也在晚上睡眠？除了晚上，从清凉的早晨到烈日炎炎的中午，植物在白天又有哪些变化呢？我们人类通常中午还要午休一会儿，那么植物呢？

带着这些问题，让我们穿梭于白天与黑夜之间，观察植物的姿态差异，感受灵性的植物之美吧！

合欢是城市绿化的常见树种之一，就先去看看它吧。合欢，二回羽状复叶，小叶白天张开，夜晚小叶成对合拢起来，而且整个复叶的大叶柄下垂。合欢也叫"马缨花"、"绒花树"、"合昏"或"夜合"，它的小叶一到夜晚就闭合到一起，是晚上要睡觉的叶子。

花生叶片也与合欢一样是羽状复叶，虽然每个复叶上小叶的数目比合欢少多了，但是每对小叶一到晚上却是确定无疑地向上合拢在一起。

此外，其他一些豆科植物，如白三叶草等植物也具有夜间睡眠的习性。同属性的红花车轴草，有人叫它红花苜蓿，也是夜晚要睡觉的。

说来也巧，另外一种三叶草也具有明显的夜晚睡眠的习性。这种三叶草就是酢浆草，该植物具有三出掌状复叶，小叶 3 片。每片小叶于晚间沿叶片中脉合拢并低垂。酢浆草属植物在全世界约有 800 种，我国有 8 种，也都具有相同的特性。

另据资料显示，其他一些植物，如羊角豆的叶子等，也具有夜晚睡眠的特性。

研究表明，多种豆科植物与酢浆草叶片的昼夜运动，与它们共同的羽状复叶、小叶叶柄的特殊结构（叶枕）有关。

需要睡觉的不止植物的叶片，对于那些单朵花的、花期超过几昼夜的植物，它们的花朵也知道"睡眠"。

睡莲的每朵花可连续开放 4~7 天，每日上午开放，下午闭合，故名子午莲，花谢后才逐渐蜷缩沉入水中结果。而克鲁兹王莲的花正相反，它们的花朵在夜晚降临时开放，白天到来后反而合上。睡莲的花朵之所以闭合再开放，与它们囚禁、再释放传粉昆虫有关。因为大部分睡莲开花时都是雌蕊先成熟，雄蕊后成熟。闭合花瓣，囚禁昆虫一夜是为了等到雄蕊成熟再放昆虫出去以把花粉带走，传给睡莲的其他花朵，最终实现异花授粉。可是，南非睡莲却恰恰相反，不是雌蕊先熟，而是雌蕊后熟。到了南非睡莲的雌性阶段，雄蕊没了花粉，围绕着花中心的是一池汁液，池底隐藏着扁而圆的柱头。当昆虫照常来雄蕊顶端采集花粉时，雄蕊蜡质光滑的表面取代原先黏质的花粉团。没有了花粉作为"抓手"，访花者一不小心就滑下了池子，沉入液体中淹死，身上从别的花朵带来的花粉脱落，沉积在南非睡莲的柱头上，帮助南非睡莲完成传粉过程。

克鲁兹王莲是一种热带的睡莲科植物，它的特性与我们北方常见的温带睡莲正好相反。因为热带白天太热，它为避免花朵受到灼伤而改在晚上开花。中国科学院植物研究所的周庆源等几位研究人员曾专门观察研究了克鲁兹王莲的开花过程。

另外，郁金香、秋牡丹的花瓣是白天开放，晚上合拢。而月见草、晚香玉、紫茉莉等是在晚上开放。

郁金香单朵花观赏期约 5～6 天，花朵在阳光充足时开放，阴天及傍晚时闭合。

毛茛科的银莲花属植物有春天开花的，也有秋天开花的。中国的秋牡丹、欧美的木质银莲花等秋天开花的种类具有夜晚睡眠的特点。

紫茉莉的花朵是合瓣花冠，被观察得比较多，它确实是傍晚时分开放，第二天早晨闭合（也就是凋谢），因此紫茉莉单朵花开放的时间只有一个夜晚。

有关植物花朵夜晚如何开放的问题，疑问还很多。单朵花的花期到底有几天？到底有哪些植物的花朵真正是夜晚闭合？花朵夜晚闭合的原因仅仅是为了保持花内的温度、囚禁传粉昆虫吗？还有其他目的吗？囚禁的又是哪一种昆虫？

随着人们生活水平的提高，家庭养花越来越多。如果有条件的话，我们不妨在阳台、庭院养上一盆你喜欢的花卉，这样就能仔细观察植物在夜间的"活动"情况了。

当然，要观察植物的花朵与昆虫的关系，在庭院也还不够，最好能到野外去。

然而，有的植物不仅夜晚"睡觉"，中午还要"午休"呢！

每当夏日中午阳光过于强烈时，许多植物为了减少蒸腾作用，不得不牺牲光合作用效率，它们垂下叶片，关闭气孔，开始午休。植物的午休在宏观形态上表现为叶片的低垂，在微观形态上则是气孔的关闭。

与叶片的夜晚睡眠一样，植物在午休时能表现出叶片明显低垂的类群还是主要集中在豆科和酢浆草科植物中。含羞草是人们比较熟知的植物，它不仅受到碰触会低垂叶片，更会夜晚睡眠、午间休息。对于酢浆草科的感应草，观察后也发现它午间低垂叶片休息的情景。

研究发现，正午气温高，导致植物蒸腾作用加剧。植物失水，控制气孔开闭的保卫细胞失水收缩，使气孔关闭。一般说来，植物进行蒸腾作用时需要开放气孔，因为蒸腾掉的水分要带走热量。植物的"午休"并不与蒸腾作用相矛盾。蒸腾作用把水分都要蒸干了，植物可不敢继续依靠蒸腾作用来降低体温，只得关闭气孔，耷拉下叶片。因为保持体内水分也很重要。当然，在植物出现不可逆的萎蔫时，那就不是植物"午休"了。

中午光照最强，植物光合作用的效率本来应该是最高的，但由于光合作用的两种原料——水和 CO_2，通常会供应不足，所以植物还会出现较强的光呼吸和明显的光合"午休"现象。在晴天，茶树叶片的净光合速率日进程曲线呈"双峰"型，波谷出现在 12：00～13：00，即在中午明显降低。

可以说，不只夜晚和中午，叶片趋日避日特性使植物全天都在运动。

据研究，水分胁迫具有诱导并加剧避日性、向日性叶取向的作用。与植物的"光合午休"相似，有些植物的叶片会随着光照强度的变化主动调节自身叶片与光线入射的角度，以更大限度地利用光能，同时避免叶片被强光灼伤。

大家都在说，向日葵初开的花盘能追随太阳运动。然而，如果仔细观察，你会发现许多植物的叶片也有类似的特性。亚利桑那羽扇豆的幼苗，叶片一天到晚都在向太阳转动。

∿∿ ⸰ 第三节 植物睡眠的特殊性 ⸰ ∿∿

植物睡眠在植物生理学中被称为睡眠运动。它不仅是一种有趣的自然现象，而且是个科学之谜。

每逢晴朗的夜晚，我们只要细心观察，就会发现一些植物已发生了奇妙的变化。比如常见的合欢树，它的叶子由许多小羽片组合而成。在白天舒展而又平坦，一到夜幕降临，那无数小羽片就成双成对地折合关闭，好像被手碰过的含羞草。

有时，我们在野外还可以看到一种开紫色小花、长着 3 片小叶的红三叶草。白天有阳光时，每个叶柄上的叶子都舒展在空中，但到了傍晚，3 片小叶就闭合起来，垂着头准备睡觉。花生也是一种爱睡觉的植物，它的叶子从傍晚开始便慢慢地向上关闭，表示要睡觉了。以上所举实例仅是一些常见的例子。事实上，会睡觉的植物还有很多很多，如醉浆草、白屈菜、羊角豆等。

不仅植物的叶子有睡眠要求，就连娇柔艳丽的花朵也需要睡眠。生长在水面的睡莲花，每当旭日东升之时，它那美丽的花瓣就慢慢舒展开来，似乎刚从梦境中苏醒。而当夕阳西下时，它又闭拢花瓣，重新进入睡眠状态。由于它这种"昼醒晚睡"的规律性特别明显，故而得此"睡莲"芳名。

各种各样的花儿，睡眠的姿态也各不相同。蒲公英在入睡时，所有的花瓣都向上竖起闭合，看上去像一个黄色的鸡毛帚。胡萝卜的花则垂下来，像正在打瞌睡的"小老头"。

植物的睡眠运动会对它本身带来什么好处呢？最近几十年，科学家们围绕着这个问题，展开了广泛地研究。最早发现植物睡眠运动的人，是英国著名的生物学家达尔文。一百多年前，他在研究植物生长行为的过程中，曾对 69 种植物的夜间活动进行了长期观察，发现一些积满露水的叶片，因为承受到水珠的重量而运动不便，往往比其他能自由运动的叶片容易受伤。后来他又用人为的方法把叶片固定住，也得到相类似的结果。达尔文虽然无法直接测量叶片的温度，但他断定，叶片的睡眠运动对植物生长极有好处，也许主要是为了保护叶片抵御夜晚的寒冷。

达尔文的说法似乎有一定道理，但缺乏足够的证据，所以一直没有引起人们的重视。20 世纪 60 年代，随着植物生理学的快速发展，科学家们开始深入研究植物的睡眠运动，并提出了不少解释理论。最初，解释植物睡眠运动的最广泛的理论是"月光理论"。提出这个论点的科学家认为，叶子的睡眠运动能使植物尽量少地遭受月光的侵害。因为过多的月光照射，可能干扰植物正常的光周期机制，损害植物对昼夜变化的适应。然而，使人们感到迷惑不解的是，为什么许多没有光周期现象的热带植物，同样也会出现睡眠运动，这一点用"月光理论"是无法解释的。

后来，科学家又发现，有些植物的睡眠运动并不受温度和光强度的控制，而是由叶柄基部中一些细胞的膨压变化引起的。如合欢树、酢浆草、红三叶草等，通过叶子在夜间的闭合，可以减少热量的散失和水分的蒸发。尤其是合欢树，叶子不仅仅在夜晚关闭睡眠，当遭遇大风大雨时，也会逐渐合拢，以防柔嫩的叶片受到暴风雨的摧残。这种保护性的反应是对环境的一种适应。

随着研究的深入，科学家还发现了植物睡眠的有意思的事：植物竟与人一样也有"午睡"的习惯。原来，植物的午睡是指中午大约 11 时至下午 2 时，叶子的气孔关闭、光合作用明显降低这一现象。科学家认为，植物午睡主要是由于大气环境的干燥和火热引起的，午睡是植物在长期进化过程中形成的一种抗衡干旱的本能，为的是减少水分散失，以便在不良环境下生存。

应该不是所有植物都会睡眠的，从"在相同的环境中，能进行睡眠运动的植物生长速度较快，与其他不能进行睡眠运动的植物相比，它们具有更强的生存竞争能力"这句话可以看出这一点。

科学家们提出一个又一个的观点，但都未能有一个圆满的解释依据。正当许多科学家感到困惑的时候，美国科学家恩瑞特在进行了一系列有趣的实验后提出了一个新的解释。他用一根灵敏的温度探测针在夜间测量多种植物叶片的温度，结果发现，呈水平方向（不进行睡眠运动）的叶子温度，总比垂直方向（进行睡眠运动）的叶子温度要低1℃左右。恩瑞特认为，正是这仅仅1℃的微小温度差异，已成为阻止或减缓叶子生长的重要因素。因此，在相同的环境中，能进行睡眠运动的植物生长速度较快，与其他不能进行睡眠运动的植物相比，它们具有更强的生存竞争能力。

含羞草、合欢等豆科植物白天张开叶子，晚上合上叶子睡觉，这种植物睡眠运动自古就受到人们的关注，最古老的记录是公元前4世纪，亚历山大大帝曾命令他的将军去调查植物为什么睡觉。

18世纪，法国生物学家做了个实验，把含羞草放在光线照不到的黑洞中，他发现含羞草的睡眠规律竟然持续了好几天。于是人们知道，植物体内有自己的生物钟，且不受外界环境的影响。可是植物为什么会睡觉呢？当时还是没有弄明白，不过他们推测是植物体内的一种活性物质在控制植物的睡眠运动。

真有这样一种活性物质吗？它的结构和成分是什么？植物学家们一直在向这个谜团挑战，他们从植物中提取出数千种化合物，一种一种地分离、实验，扎扎实实地做了十年的实验，终于从十几千克的植物中提取出了几毫克（1千克 $=1\times10^{6}$ 毫克）活性物质。出人意料的是使叶子开合的活性物质竟然有两种，一种是使叶子在白天闭合的"安眠物质"，另一种是使叶子在晚上张开的"兴奋物质"，睡眠运动就是受这两种性质相反的物质的控制。

植物学家已经从含羞草、合欢、叶下珠、铁扫帚中分离出了成对的安眠物质和兴奋物质。他们发现，每种植物各有各的活性物质，自己的活性物质对别的植物无效。现在科学家利用活性物质可以培育出不睡觉的含羞草了。他们以含羞草的兴奋物质为基础，合成出人工睡眠阻断剂，喷洒在含羞草上，含羞草果然"失眠"了，叶子一直不闭合，直到2个星期后枯萎而死。

为什么豆科植物失眠就会枯萎而死呢？植物学家分析是因为睡眠运动可以有效保护植物体内的水分不流失，如果叶子一直张开，水分就会从叶子表面蒸腾而去，导致植物枯萎。

利用这两个特性，科学家就可以研制出针对性强而且对环境无害的农药，杀灭杂草。大豆田里有一种杂草叫大麻田菁，也是豆科植物，很难除去，现在施加针对它的人工睡眠阻断剂，就会使它枯萎，而且一点也不影响大豆的生长。

第四节　动物的睡眠什么样？

动物睡眠（animal sleep）是广泛存在于动物界的一种行为现象。动物在睡眠时长时间处于不动状态，对外界刺激反应迟钝或完全没有反应。一条正在睡觉的鱼，有时被人拿在手里它还在沉睡，但食草哺乳动物的睡眠很浅，如大象、野牛和野兔等，它们对很小的动静都很警惕，并能作出迅速而强烈的反应。

睡眠同昏迷、麻醉和药物所引起的沉睡状态不同，它很容易被强烈的刺激惊醒并恢复到清醒状态。

每一种动物都有其特有的睡眠姿势。马、象、牛和鹿可以站着睡觉；树懒和某些蝙蝠是头朝下挂着睡觉；很多食肉动物都卷曲着身子睡觉。各种动物所选择的睡眠地点也很不相同，但同一种动物大都选择相似的地点。有些动物的睡眠地点和活动地点是分开的，如椋鸟夜晚在大城市中心睡觉，白天则飞到相距十几千米的郊区觅食。

大多数动物都在一天的某一特定时刻睡眠，有的在晚上，有的在白天，有的白天晚上都睡觉，只在黎明和黄昏时活动。动物每天睡眠的持续时间为 0 ~ 20 小时。如二趾树懒为 20 小时；蝙蝠 19 小时；狐猴 16 小时；松鼠和河狸 14 小时；猫、猪和小家鼠 13 小时；食蚁兽 12 小时；美洲虎 11 小时；刺猬、黑猩猩和兔 10 小时；人和鼹鼠 8 小时；牛和豚鼠 7 小时；山羊 6 小时；马和巨头鲸 5 小时；长颈鹿和象 4 小时；鼠海豚和鸼鷉 0 小时。

第五节　动物睡眠的特殊性

一切动物都需要睡眠，不过因生存的条件、环境的优劣和新陈代谢的不同，决定了各种动物的睡眠方式、睡眠地点和睡眠时间不一样。

生活在海洋中的鲸鱼，它的睡眠时间是不固定的，如遇大风大浪，无法得到幽静的环境时，就干脆不睡。等风平浪静以后，便由一条雄性鲸鱼，把所有"家庭"中的人员——几条雌鲸和若干条幼鲸聚集在一起，以鲸头为中心，相互依偎着，呈辐射状，漂浮在海面上。海洋底层的鹦鹉鱼，睡觉前先钻到石头底下，然后从嘴巴里吐出丝来，迅速地织一件透明的睡衣，把自己裹在里边，天一亮便把睡衣丢掉，到晚上再织一件新的。对美丽的金鱼，人们似乎根本未发现过它的睡眠。其实，当它一动不动的时候，就是在睡觉。因为它没有眼睑，睡眠时，眼睛总是睁着的。

生活在树林中的猫头鹰，惯于夜间出来活动，捕捉田鼠进食。因此它的睡眠时间是在白天。睡觉时，总是睁一眼，闭一眼。大雁在飞行迁徙途中栖息时，总是由几只有威望的强健老雁轮流"放哨站岗"。一旦发现情况，唤醒雁群，立即脱离险境，远走高飞。鸳鸯"夫妻"之间的感情非常恩爱，白天形影不离，晚上睡觉时，雄鸳鸯以右翼向左掩盖住雌鸳鸯的身体，雌鸳鸯以左翼向右掩盖住雄鸳鸯的身体。它们就是这样互敬互爱、"同枕共眠"。

刺猬睡觉时，将身子缩成一团，把浑身的尖刺一根根竖着，只露出鼻孔在外进行呼吸，显得十分安全，谁也奈何它不得。生活在山岭中的野山羊，因为缺乏自卫本领，所以总是提心吊胆，不敢入睡。为了休息，野山羊往往跑到土拨鼠的窝里去睡觉。因为土拨鼠非常机灵，一有风吹草动，会集体怪叫起来。这仿佛给野山羊报警，让它迅速逃离。

专家们对海洋和蓄水池中的海豚分别进行了观察，所得出的结论是一致的：海豚昼夜24小时都处于运动之中。看来，海豚的睡眠方式与其他哺乳动物完全不同。前些年，前苏联科学工作者通过脑电流扫描术详细地研究了一种叫做"阿法林"的海豚的睡眠问题。现已表明，这种海豚具有奇特的睡眠方式。"阿法林"大脑的两半球从来不是同时进入睡眠状态，它们的左、右脑半球是轮流休息的。那么，是否所有海豚的睡眠方式都是如此呢？为此，前苏联学者又对黑海里的"亚速夫卡"海豚进行研究。经观察表明，不管是白天还是黑夜，它们总是以每分钟50米的速度游动着。而且，无论是在轻度睡眠，还是在熟睡过程中，它们的游动都会激起水波。脑电流扫描术的密码表明，"亚速夫卡"在睡眠时，也仍有一半大脑在工作，只不过大脑右半球的工作时间比左半球的工作时间要长一年罢了。目前，对于海豚的睡眠问题，有关专家正在进一步探索。

动物睡相千姿百态。睡相指的是动物睡眠的姿态、睡眠的方式方法、睡眠的程序等。不同的动物有不同的睡相。各种动物在睡眠之前，都先要找个好场所。良禽择木而栖，动物选地而寝，各有各的睡处。狐狸喜住山洞，黑熊喜住树洞，老鼠喜住地洞，松鼠攀树而眠，珍珠鸡每晚都要回到固定的树上睡觉。海豹睡眠的地方很特别，它本来是水栖动物，却不睡在水里，而要到高处岩礁洞穴里去睡，因为那里干爽、安全、不受干扰。类人猿睡在树上，但它每天都要营造新窝。

动物睡眠之前一般都有准备活动，经过一系列准备活动才能进入睡眠状态。狐狸睡前的准备活动是跳舞。它找好睡眠场所之后，先跳一会儿踢踏舞，用爪子搔扒地面，把地面踏平。然后再跳一会儿狐步舞，通过"快四步"把地面踩实。最后再跳一会儿华尔兹，舞姿优美，左转几圈，右转几圈，身体弯成弓形，胡须会碰上尾巴。它跳累了就坐卧下来，把头扭向臀部，把尾巴盘在头部，遮在脸上，整个身躯盘成圆团，于是便进入梦乡。

这是动物学家哈森贝格1965年对狐狸睡眠经过的详细而又生动的记述，他把狐狸的这一系列动作戏称为"动物的睡眠仪式"。不仅狐狸有睡眠仪式，其他动物也有，只不过方式不同罢了。

猫和兔子都是侧卧伸腿而睡；狮子是仰面朝天，腹部朝上而睡；马是趴在地上，前腿跪着睡觉；鬣狗是俯卧而眠，头和四肢向内弯曲抱团，形成球状；豹是骑在树枝上，四肢下垂，懒洋洋地睡；蝙蝠睡眠很特别，它大头朝下，倒挂悬垂式地睡眠。

目前对动物睡眠的科学考察方法是用脑波波谱解析法。此方法的具体操作是，先在动物头盖上放置一块电极，通过导线导出动物的脑电波，通过脑电图扫描记录下来，最后由研究人员按图进行分析。配合脑波解析法，有时也使用肌电图。

下面让我们用脑波波谱分析法来检测一下老鼠的睡眠。当老鼠在觉醒状态时，它的脑电图呈有规则的小波形，大约每秒钟出现3个波峰。在老鼠觉醒时所测的肌电图，则显示出快速而大幅的波形，这说明老鼠的肌肉处于紧张状态。在老鼠进入睡眠后直到醒来前，它的脑电图反复出现两种波形，即慢波和快波。

慢波的波峰较高较宽，不太规则。这时的睡眠叫做慢波睡眠阶段，也叫"非快速眼动阶段"。快波的波峰较低较窄，波形规整。这时的睡眠叫做"快波睡眠阶段"，也叫"眼快动睡眠阶段"。处于这一睡眠阶段的老鼠，眼球急速转动，胡须不时抖动，四肢阵发痉挛。

不仅老鼠有两个睡眠阶段，几乎在所有哺乳动物中都可以观察到。这说明哺乳动物睡眠是有阶段性的，这种阶段性是通过脑波波谱解析法检测出来的。但也有个别例外，海豚和刺猬却只有快波睡眠阶段，而没有慢波睡眠阶段，这是两个特例。

老鼠是夜行性动物。它白天睡大觉，夜间出来活动。通过对老鼠 24 小时脑电图的连续记录，可以看出老鼠白天要睡 12 个小时。其中有 10 小时是慢波睡眠，两小时是快波睡眠。在老鼠的整个睡眠过程中，慢波和快波反复交替出现，并非始终如一。

从慢波到快波的每一次反复，算做一个睡眠周期。老鼠的睡眠周期很短，每个周期大约只有 10 分钟左右。人的睡眠周期是 90 分钟，象的睡眠周期是 120 分钟。

从整个睡眠绝对时间的长度来看，哺乳动物确有长眠者与短眠者。在长眠者当中，最能睡觉的是蝙蝠，每天能睡 20 小时，号称长眠冠军。其次是袋鼠，它每天睡 18～19 小时。刺猬每天睡 17～18 小时，老鼠平均每天睡 12 小时。

与此相对照的是短眠者，短眠动物中有马、牛、驴、象等。它们一般每天仅睡 3～4 小时，其中大象睡得稍多些。

像牛、羊这样的短眠者，虽然每天仅睡 4 个半小时，可是它们还有"倒觉"的时间，牛每天要有 8 小时"倒觉"。倒觉时它处于似睡非睡状态，头部和颈部依然上举，身体下卧，这是牛的反刍状态，是一种从觉醒向睡眠的过渡状态。

动物睡眠时间的长短与其物质代谢情况也有关系。一般来说，小型动物代谢旺盛，寿命很短，睡眠时间却很长。例如，刺猬的寿命只有6年，可它睡眠时间很长，每天要睡17~18小时。相反，大型动物代谢较低，寿命较长，睡眠时间却很短。例如，马的寿命长达46年，每天仅睡3个小时觉。总之，代谢快，睡眠长；代谢慢，睡眠短。

也有特例，有一种叫做"吉尔瓶鼻海豚"的水栖哺乳动物，生活在黑海，是鲸的同族，体重200千克。用脑电图检测这种海豚的睡眠，证明它是用左脑和右脑轮流睡眠的。当大脑左半球处于睡眠状态时，右脑半球却在清醒着；右脑睡时左脑却在醒着。这样每30~60分钟交替一次，从来没有左右脑同睡或同醒的时候。这种海豚很难区分它是长眠者还是短眠者。

从生物进化史上看，动物的睡眠可能来源于动物的休息。休息可能是睡眠的最初形态。

据英国动物学家丹尼斯·林特雷姆的观察报告，鸽子和大雁这两种鸟类都可以不睡觉，但都必须要休息。当鸽子单独睡眠时，它不得不随时睁睁眼睛，探视周围有否险情，时刻警惕着。当鸽子群居时，大家都睡眠，只留一只鸽子醒着"值班"就行了。

大雁这种候鸟，每年春秋千里远征，南北飞渡，远涉重洋，有时几天几夜连续飞而不能睡眠，这说明高等动物的睡眠不一定是绝对必需的。但大雁在长途飞渡大洋时，暂时滑翔期间的休息却是不可缺少的。大雁不睡可以持续飞，不休息就不能持续飞。

我们再来看看爬行类的睡眠。在进化史上爬行类是鸟类的祖先。美国的睡眠研究专家爱德华·塔巴对变色龙这一爬行动物的睡眠行动有如下描述："日落之前，变色龙必定爬在树上，尾巴像钟表发条那样缠绕在树枝上，一动不动，两个眼球向不同方向转动，这就是睡前状态。这时即使有小昆虫落在身上，它也无视它们。日落以后，它闭上环状的眼盖，眼球深陷，像冬眠动物一样，只要没有干扰，它就以这种姿态过一整夜。"这种状态很难判定它是在睡眠还是在休息。从脑电图来看，爬行类和鸟类睡眠的波谱也是不一样的。青蛙和蝾螈两栖动物，即使在觉醒状态，遇到低温寒冷气候，它也会僵直不动，很难与睡眠区别。

下面接着考察一下无脊椎动物的睡眠。有一种叫做蛞蝓的巨大软体动物，栖息于海中。根据美国研究者菲利克斯·斯特姆瓦萨的观察报告，蛞蝓在水槽中饲养时，白天它到处爬行，不间断地觅食。傍晚以后，它便爬到水槽的一端，缩在那里不动，夜间偶尔动一动头部和触角，日出之后它重新醒来活动。这一晚很难判定蛞蝓是在休息还是在睡眠。

还有一种叫做谷蛾的无脊椎动物，活动期很短，休息期很长。它休息时触角折向身后，两羽下垂，一动不动，如果用小钳子去夹它的翅膀，它也没有反应。从上述两例可以看出，无脊椎动物当中，确实存在着与睡眠相似的休息期。低等动物的这种休息状态很可能是后来高等动物睡眠状态的起源。

第六节　特殊的睡眠方式——冬眠

严冬季节对很多动物来说都是难以忍耐的季节。候鸟一到秋天必须飞向暖和的南方，是为了躲避严寒。但很多哺乳动物并不逃避寒冬，它们有很多会自行调节体内条件，以对付危境。把呼吸的循环控制在最小限度，创造出与睡眠相似的一种休息状态，那时它们的体温接近冰点，物质代谢控制在正常值的 10% ~ 15%。刺猬、蝙蝠、鼬鼠、土拨鼠、仓鼠等就是这样一些冬眠动物。在冬眠期间，它们靠消耗自己体内的脂肪过日子。

　　松鼠、野狗、黑熊等动物并不真正冬眠，而是"冬休"。在冬休期间它们的体温、呼吸、脉搏等并不比正常睡眠时低。冬休期间，动物把自己封闭在窝里，靠消耗身体的储备和贮藏的食料过日子。熊类冬季"蹲仓"就是一种冬休。向冬眠过渡的动物睡眠是从慢波睡眠开始的，例如，山鼬在进入到冬眠状态时，可以连续地记录到慢波，但未记录到快波。因此，我们可以说，冬休不同于冬眠，冬眠也不同于平常的睡眠。

　　冬眠时，动物体内会发生一系列生理变化。心脏的跳动缓慢，心脏的功能大大降低，这样就有效地防止了血液循环紊乱；肺的呼吸减慢，一次呼吸最长达 10 分钟；肾产生的尿量很少；性生活在冬眠前就完全停止，在冬眠沉睡时期又慢慢恢复，只有蝙蝠例外；冬眠中骨髓仍在工作着，中脑代替间脑成为热调节器的变化中心。

　　动物的冬眠受自然条件影响最大。外界刺激越多，内部本能的适应能力越强。首先，外界温度对动物冬眠有重要影响。当周围环境温度在 5℃~10℃时，最宜冬眠。其次，食物的缺乏是促成冬眠的因素。对于鸟类，一般只要限制食物或者是让它饥饿，它就会立即进入昏睡状态。再次，光也是引起冬眠的重要外界条件。如果光线时间减少或昏暗时，动物便很快开始冬眠。

　　从根本上说，动物要度过冬眠，取决其两种适应的能力。其一是适应物质变化的全部过程，能在温度极低下度过，并能迅速地复苏；其二是必须有很高的制造热量能力。一种是抖动肌肉生热，另一种是通过化学热调节器发挥作用。

　　冬眠动物有一种特有的组织——褐色脂肪组织。它从颈部延至脊髓，具有产生热量、保护动物安全过冬的能力。这一组织在冬天会慢慢地被消耗掉，到第二年夏天和秋天时又重新制造出来。

　　冬眠这样看来也完全是一项对付不利环境的保护性行动。引起动物冬眠的主要因素，一是环境温度的降低；二是食物的缺乏。科学家们通过实验证明，动物冬眠会引起甲状腺和肾上腺作用的降低。与此同时，生殖腺却发育正常，冬眠后的动物抗菌抗病能力反而比平时有所增加，显然冬眠对它们是有益的，使它们到翌年春天苏醒以后动作更加灵敏，食欲更加旺盛，而身体内的一切器官更会显出返老还童的现象。

由此可见，动物在冬眠时期神经系统的肌肉仍然保持充分的活力，而新陈代谢却降到最低限度。今天医学界所创造的低温麻醉、催眠疗法，便是因此而得到的启发。每当气候渐渐变冷，食物缺乏的时候，许多动物就进入冬眠，进行断食辟谷调整机体，减少机体新陈代谢，使其维持在一个比较低的基础代谢消耗，以期获得更大的生存空间，从而适应变化的内外环境。所以，冬眠现象是动物生存斗争中对不良环境适应的一种方法。

动物冬眠时，一冬不吃东西也不会饿死。因为冬眠以前，它们早就开始了冬眠的准备工作。为了度过这段困难时期，这些动物冬眠前的准备工作很特殊，那就是从夏季开始，便在自己的身体内部逐渐积累营养物质，使之足够满足整个冬眠过程中身体需要的基础代谢消耗。

尽管在身体内积累大量营养物质，可是冬眠期长达数月之久，怎么够用呢？原来动物在冬眠期间，伏在窝里不吃也不动，或者很少活动，呼吸次数减少，体温也下降，血液循环减慢，新陈代谢非常微弱，所消耗的营养物资也就相对减少了，所以体内贮藏的营养物质是足够供应的。等到身体内所贮藏的营养物质几乎要用光时，冬眠期也将结束了。冬眠过后的动物，身体显得非常瘦弱，醒来后要吞食大量食物来补充营养，以便尽快恢复到身体常态。

科学家指出，动物冬眠是为了保持体内的能量、避免冻饿的一种对不利环境条件的适应和"自救"方式。寒冷、饥饿、疾病对冬眠动物是无能为力的。动物在冬眠断食辟谷过程中，一方面是由于在冬眠的状态下，体温降低，能减少98%的代谢活动而适应外环境，酿成了整个生理活动的"沉睡"状态，也就是生命过程相对延长了，从而动物的寿命也就延长了；

另一方面是由于在断食辟谷的状态下，刺激机体进行应激反应，重新调整机体内所存在的种种隐患和病灶，产生了推陈出新、优胜劣汰、脱胎换骨之效，从而便使动物防治了种种疾病。

对于动物冬眠而言，它既是一个适应外环境而延续生命的调节过程，又是一个适应内环境而防治疾病的调节过程。所以说，对于作为低级动物的动物而言，动物冬眠现象是其适应环境生存的一种重要功能。

然而，对于作为高级动物的人类而言，人体自身并不具有冬眠的机能，那么能不能借鉴动物冬眠的机制，让人也在"冬眠"的条件下，抵御恶劣的环境和不治之症的纠缠乃至延长寿命呢？这就是"人工冬眠"现象。

最近，美国科学家发现了动物冬眠的机理。北卡罗来纳大学的研究人员在黄鼠身上鉴别并绘制出了启动动物冬眠的两个基因，这两个基因控制合成对于冬眠至关重要的酶。

据当地媒体报道，该校马修·安德鲁博士等人，利用在黄鼠体内找到的一种基因，控制合成了胰腺甘油三酯酶，这种酶能分解以脂肪酸形式储存在体内的甘油三酯，然后将之转化成作为黄鼠冬眠时能量来源的脂肪。另一种基因则控制丙酮酸盐脱氢酶、激活酶和同工酶的合成，这些在饥饿时候被激发的酶，能帮助保持体内的葡萄糖储备，在冬眠开始时或即将开始前，两个基因都在黄鼠的心脏中得到了表达。

研究人员还发现，这些基因与在非冬眠动物身上找到的对等基因，几乎是一致的，但它们在冬眠与非冬眠动物身上的表达不一样，胰腺甘油三酯酶仅在非冬眠哺乳动物的胰腺中得到表达，却同时出现在黄鼠的胰腺和心脏中。

科学家若能鉴别出那些在冬眠等极端状态下负责保护器官、降低血糖消耗和保持肌肉性能的酶，将能开发出延长移植用人体器官"保质期"的新方法，还可研制出诱导宇航员在长期太空旅行过程中安全进入"冬眠"

状态的方法。

在加拿大，有些山鼠冬眠长达半年。冬天一来，它们便掘好地道，钻进穴内，将身体蜷缩一团。它们的呼吸由逐渐缓慢到几乎停止，脉搏也相应变得极为微弱，体温更直线下降，可以达到5℃。这时，即使用脚踢它，也不会有任何反应，简直像死去一样，但事实上它却是活的。松鼠睡得更死。有人曾把一只冬眠的松鼠从树洞中挖出，它的头好像折断一样，任人怎么摇撼都始终不会张开眼，更不要说走动了。把它摆在桌上，用针也刺不醒。只有用火炉把它烘热，它才悠悠而动，而且还要经过颇长的时间。

刺猬冬眠的时候，简直连呼吸也停止了。原来，它的喉头有一块软骨，可将口腔和咽喉隔开，并掩紧气管的入口。生物学家曾把冬眠中的刺猬提来，放入温水中，浸上半小时，才见它苏醒。

动物的冬眠真是各具特色，蜗牛是用自身的黏液把壳密封起来。绝大多数的昆虫，在冬季到来时不是"成虫"或"幼虫"，而是以"蛹"或"卵"的形式进行冬眠。熊在冬眠时呼吸正常，有时还到外面溜达几天再回来。雌熊在冬眠中，让雪覆盖着身体。一旦醒来，它身旁就会躺着1~2只天真活泼的小熊，显然这是冬眠时产生的仔。

动物冬眠的时间长短不一。西伯利亚东北部的东方旱獭和我国的刺猬，一次冬眠能睡上200多天，而前苏联的黑貂每年却只有20天的冬眠。

和我们人类一样，动物中的鸟兽都是温血动物，那么冷血动物昆虫又是怎样熬过漫长的冬季呢？许多冬眠的昆虫会不会冻结呢？

昆虫学家进行了长期的观察和研究，终于查明了昆虫越冬的部分奥秘。冬天，为了防止汽车散热器结冰，人们要加入防冻液。昆虫竟然也会采用相似的办法，在严寒的冬季保护自己。在冬天，昆虫要保持活动，不被冻僵是至关重要的。活的组织一旦被冻结，膨胀的冰晶体势必使细胞膜受到破坏，造成致命的创伤。当细胞里液体不足，不能保持维护生命所必需的酶活性时，即使没有完全被冻结，也会造成死亡。那么，昆虫是怎样解决这一难题的呢？它们主要是靠降低体内液体的冰点，从而提高抗寒能力，办法就是产生大量的"防冻液"。

第七节 我们的睡眠

在动物王国中，睡眠是与食物、水和性交同等重要的大事。从果蝇到现代人，大家都是如此。不过，科学家们都不能确切地了解睡眠究竟是为了什么。是为了使身体重新振作吗？不完全。人们都知道，肌肉并不需要睡眠，只是要间歇性地放松。是为了使头脑保持清醒吗？接近了。良好的睡眠将使大脑受益。但对于大脑如何从睡眠中受益，学者们目前还没有统一的意见。

一种理论认为睡眠有助于使大脑保存人类在清醒时接受的一切信息；而另一种观点则称睡眠是为了恢复能量；还有一部分人提出睡眠往往利用一些神秘的形式帮助我们掌握各种技能。

在 20 世纪 90 年代中期发生了两件事，将研究工作的重点引回了睡眠的实质目的。以色列魏茨曼科学院的科学家于 1994 年提出学者们的研究应着眼于关于错误的记忆处理问题上，而窥视睡眠状态下的大脑的科技也在那时大大提高了。魏茨曼科学院的科学家们发现人们获取的速眼动睡眠量直接关系到他们在电脑屏幕上识别固定图案的能力。这种技术被称为程序记忆，需要重复操作和实践。而记忆事实，例如记忆美国总统的名字，便是陈述性记忆——一种与速眼动睡眠无关的能力。哈佛大学医药学院的神经学专家罗博特·斯蒂克高德说："关于记忆，我们的理解总是很天真的。"但某次，科学家们突然明确了记忆研究的方向。在过去的几年间，斯蒂克高德与他的同事马修·沃克一起在美国波士顿的贝思医学中心研究睡眠对于运动技巧的程序记忆的影响。他们让使用右手的受训者使用左手一遍又一遍尽可能快地打一串数字。他们发现，不管这个实验是在一天中的什么时间进行，受训者的精确度都会在 6 分钟之后提高 60%～70%。而如果受训者在早晨接受实验，12 小时之后再重新测试一次，他们的精确度并没有什么大的提高。但是当受训者在晚间接受实验，并在起床之后再接受测试，他们的速度提高了 15%～20%，精确度提高了 30%～40%。令专家吃惊的是，其中拥有最大提高的受训者是那些非速眼动睡眠时间最多的人。而其他关于视觉或知觉能力的训练则要求受训者拥有较深的睡眠或同时拥有慢波睡眠和速眼动睡眠。

人为什么要睡眠？一般都认为，睡眠是由于人体疲倦，体力或脑力需要休息。近些年来，有关睡眠的问题又有了一些新的解释。有人认为，睡眠和觉醒的交替是人类在长期进化中获得的。由于自然的白昼和黑夜的交替变化，使人这种"昼行性动物"（人在黑暗的夜里看不清物体）也像其他许多昼行性动物一样，养成了日出而作、日落而息的习性，由此逐渐演变成与自然昼夜相一致的觉醒与睡眠的交替。

这一说法似乎有一定的道理：在漫漫长夜中，无事可做，还不如睡眠（失去对外界的感知），同时也可以避免不必要的体力消耗，从而节约得之不易的食物。但这种观点也存在着难以解释的疑问，这就是当古人类进入睡眠时，由于对周围缺乏感知，也就无法防御外界的攻击，从而增加了受到天敌（如夜行兽类或其他有害动物及自然灾害）伤害的可能性。再者，照这一观点推理，现代文明已使昼夜变得同样很适于人类的生活和劳动，那么，在不久的将来，人类是否会演化到不再以与昼夜交替相一致的睡眠与觉醒的交替来适应自然的变化呢？

还有人提出，睡眠与觉醒的交替可能是受体内化学物质周期性波动的控制，而体内某些化学过程又可能与光照和黑暗有关，所以形成了昼夜交替的睡眠节律。其实，人并不是完全的"昼行性动物"。众所周知，人的睡眠并非受光照或黑暗控制。实验研究还表明，在没有光照变化和任何时间标志物的地下生活，人也同样呈现为与自然昼夜变化相一致或近似一致的睡眠与觉醒的交替变化。

第 四 章

影响睡眠的因素

第一节　睡眠对健康至关重要

　　人的一生中大约有三分之一的时间都在睡眠。睡眠使身体得到休息，体力得到恢复，对孩子的成长尤其重要，因为"生长激素"是在上半夜睡眠正香时分泌最多。此外，睡眠还能提高机体的免疫功能、生殖功能、改善精神状态、增强记忆力。莎士比亚说："人生第一道美餐就是睡眠。"

　　现代社会，节奏紧张，越来越多的人为睡眠不佳而烦扰，提高睡眠质量已成当务之急。当今香港最畅销书青年作家张小娴在她的散文中说过："睡眠跟恋爱相似，是一种温暖而散漫的行为。睡眠能补充体力，好的恋爱也能补充体力，令人精神饱满。午睡是最幸福的一种习惯，像初恋和热恋；晚上的睡眠，像一段稳定的感情，抚慰心灵；失眠和失恋一样，觉得每一天晚上都很难过，长夜漫漫，何时才等到天亮？"此话极形象，但事实上，睡眠比恋爱更为重要。

　　从中医学角度来看，睡眠相当于"养阴"。中医理论有阴阳五行学说，"阴"泛指物质基础，如血液、体液等，"阳"泛指多器官的功能。阴阳平衡，则身体健康。若阴虚阳亢，则发生疾病，如甲状腺功能亢进症，表现为心悸、气短、多汗、手颤、瘿肿、食欲亢进、体重下降、月经失调、失眠多梦、眼球突出，严重者可发展成甲状腺功能亢进性心脏病、角膜溃疡等多种并发症。

随着现代生活节奏的日益加快，社会竞争的压力让世界上 27%的人患上不同程度的睡眠障碍。据国家卫生组织统计，中国成年人失眠发生率为38.2%，高于国外发达国家的失眠发生率。由于多数人对于睡眠障碍缺乏科学的了解，往往将失眠的原因归咎于社会竞争的压力、人际关系的矛盾、心理和精神压力等，并没有把它当做一种疾病来看待。睡眠障碍引起的人的社会功能及精神方面的问题，长时间之后它甚至会引起人体器官，比如消化系统、心血管系统、免疫系统功能的障碍。失眠已经成为一个严重的社会问题。睡眠不好不仅会让人患高血压、中风、糖尿病等疾病的几率增加，而且近年来疲劳驾驶造成的交通事故也呈上升趋势。

人如果丧失睡眠，行为就会发生改变，因此睡眠对人体的生命功能非常重要。长期失眠会导致：①身体免疫力下降，对各种疾病抵抗力下降；②记忆力减退，影响工作和学习；③引发植物神经功能紊乱及老年性痴呆；④严重者还会引起内分泌失调、抑郁焦虑、精神委靡。

还有种睡眠被称为"垃圾睡眠"，具体表现为：看电视、听音乐或者玩电脑的时候睡着；强迫自己按"点"上床睡觉、按"点"起床，而且这时间"点"总在调整；自然醒来后，想着再"赖会儿床"，强迫延长睡眠时间；晚上不睡，白天补觉，双休日补觉；工作压力大，晚上需加班，在高强度的工作结束后马上入睡等。"垃圾睡眠"会带来以下一些常见疾病。

1. 习惯性脱发

早上起来梳头时，发现头发大把大把地脱落，连自己都吓了一跳。看着一头美丽的秀发一天天减少，最后不得不忍痛割爱，剪成短发。你是否想过，这是由"垃圾睡眠"引起的呢？睡眠时间的长短与脱发无明显关系，但是脱发却与睡眠质量密切相关。

2. 肥胖

即使很在意，你的"啤酒肚"仍然会出现，这不仅单单是因为平时饮食习惯的问题，它很有可能源于你的"垃圾睡眠"。"睡不好，心里烦，还有很多工作没做完"；熬夜写策划，夜里经常做梦，脑子总想着未完成的工作。这种"夜不能寐"的症状持续一段时间，就会让你感觉身体"沉重"了。事实上因为"垃圾睡眠"，你的体重的确增长了。

3. 抑郁症

情绪低落、常感到疲倦或缺乏活力、坐立不安，烦躁不安，甚至有了"求死"的念头，这些都是抑郁症的表现。我们常常听到"失眠抑郁症"说法，的确，失眠和抑郁之间有着天然的联系。"垃圾睡眠"会导致精神委靡、情绪低落、工作质量下降，本来很棘手的事情可能因为没有睡好而更加做不好，做不好就熬夜加班，长此以往形成了恶性循环。

4. 健忘症

早上出去上班，发现忘记带做完的策划，赶紧回家，到了家里却死活想不起来忘记带了什么；公司的晨会上，老板明显可以看到你眼神涣散，回答问题时反应迟钝、经常出错；一天的工作开始了，明明是领导刚刚吩咐下来的工作，你却望着领导离去的身影摸不着头脑，"领导刚才好像是说……"。

5. 打鼾症

每天晚上，因为你的呼噜声把别人吵得睡不着，别人还以为你睡得很香甜。事实上，因为打呼噜，也让你自己睡得不解乏。不仅如此，晚上有时还会因为打鼾把自己憋醒，并且患上慢性咽炎。另外，第二天早晨起床也会觉得头痛口干，白天没精神，注意力下降，情绪还非常急躁易怒。

6. 癌症

你可能觉得"垃圾睡眠"只是一种不良的生活习惯，但如果告诉你，

"垃圾睡眠"可能会导致癌症，你是否会大吃一惊。没错，"癌症"这个让人闻之色变的词，很有可能仅仅是由于睡眠不健康造成的，因此良好的睡眠是战胜癌症病魔的法宝。

第二节　睡眠的几个阶段

人类睡眠由两个交替出现的不同时相所组成，一个是慢波相，又称非快速眼动睡眠；另一个则是异相睡眠，又称快速眼动睡眠。此时相中出现眼球快速运动，并经常做梦。非快速眼动睡眠主要用于恢复体力，快速眼动主要用于恢复脑力。

慢波睡眠是根据人脑电波的特征，将此时相区分为 4 个不同的期，即相应于睡眠由浅入深的过程。第 1 期呈现低电压脑波，频率快慢混合，而以 4~7 周/秒的频率为主，它常出现在睡眠伊始和夜间短暂苏醒。

异相睡眠是在睡眠过程中周期出现的一种激动状态。脑电图呈现快频低压电波，类似清醒时脑波。自主神经系统活动增强，如心率、呼吸加速，血压升高，脑血流及耗氧量均增加，男性则有阴茎勃起。此外，睡者时时翻身，面和指（趾）端肌肉不时抽动。在动物实验时还记录到单个神经细胞的放电活动非但高于慢波相，有时还超过清醒状态下的活动水平。人的异相睡眠，和动物的一样，表现出 3 个特征：①低电压，快频脑波；②颈部肌肉张力松弛以及脊髓反射被抑制，此时运动系统受到很强抑制；③频繁出现快速的眼球运动，同时在一些和视觉有关的脑结构，包括大脑皮层视区，出现高大锐波，统称脑桥—膝状体—枕区皮层波（PGO）。由于快速眼动只存在于异相睡眠中，故后者常被叫做快速眼动睡眠。

正常成年人入睡后，首先进入慢波相，通常依次为 1→2→3→4→3→2

等期，历时70～120分钟不等，即转入异相睡眠，约5～15分钟，这样便结束第1个时相转换。接着又开始慢波相，随后又转入下一个异相睡眠，如此周而复始地进行下去。整个睡眠过程，一般有4～6次转换，慢波相时程逐次缩短，并以第2期为主，而异相时程则逐步延长。慢波睡眠约占睡眠全时的80%，而异相睡眠约占20%。将睡眠不同时相和觉醒态按出现先后的时间序列排列，可绘制成睡眠图，它能直观地反映睡眠各时相的动态变化。

睡眠深度，一般是以身体活动减少和感觉灵敏度降低作为衡量的指标。此外，一些生理指标，特别是唤醒阈，也指示慢波相的第三四期是深睡时期。至于异相睡眠的深度则很难判定，因为它即表现肌张力松弛，又常出现全身翻转和面、指肌抽动；在感觉方面，外界无关的刺激较难唤醒睡者，可是当刺激具有特殊含义或者和做梦的内容有关时，则极易唤醒。这些矛盾提示，在异相睡眠中脑内发生一种主动过程能切断它和外界无关刺激的联系。如果依自主神经系统活动强弱来判别，则异相睡眠更接近觉醒状态，如在此时相唤醒睡者，他（她）会说自己正在熟睡；反之，在慢波相时唤醒他（她），则说睡得不熟。推测这种主观的睡眠意识可能与梦境有关联。综上所述，精确测定睡眠深度是困难的，目前的趋向是将异相和慢波相看做两个独立的状态。

有些自主神经活动随睡眠过程的发展而变化，似乎和两个时相关系不大。例如，体温从睡眠开始便逐渐下降，5～6小时后达最低点，然后又逐渐回升。有人提出，睡眠时仍能学习口述材料，可是脑电图的分析证明，睡者实际上是处在朦胧状态。梦呓多发生在慢波睡眠的第2期，而梦游则无例外地发生在慢波第4期中，并且两者一般都和梦的内容无关。

新生儿平均每天睡16小时，婴儿睡眠时间逐渐缩短，至2岁时约睡9～12小时。成年人的睡眠时间因人而异，通常为6～9小时不等，一般认为7小时半是合适的。可是老年人的睡眠经常少到6小时。根据脑电图的分析，新生儿的异相睡眠约占睡眠总时间的50%，并且入睡后很快就进入异相时期，成年人约占20%，而老人则不到20%。成年人凡异相睡眠时间低于15%或高于25%的则被认为不正常。同样，慢波相第4期也随年龄增长而逐渐减少。至于睡眠与觉醒的周期更替，新生儿一天中约有5~6次，婴儿逐渐减少，学龄儿童每天约有1~2次的睡眠。有些老年人又恢复一日睡几次的习惯。

正是对睡眠的实质有了较准确的认识，才使得睡眠研究真正走上了正轨。睡眠的慢波与快波。20世纪50年代克莱特曼和阿瑟林斯基在研究婴儿时发现，在安静睡眠之后，出现"活动"相睡眠伴有眼球的快速转动的特征。根据人在睡眠过程中脑电图（EEG）、肌电图（EMG）和眼动电图（EOG）的变化特征，可将睡眠过程划分为两大时相：慢波睡眠简称SWS和快波睡眠简称FWS。慢波睡眠亦称浅睡眠，快波睡眠亦称深睡眠。慢波睡眠又划分1~4期，因此慢波睡眠还有深浅之分，若肌肉没有放松，这就是浅睡眠，慢波1~4期的过程是由浅入深。第一期为打盹浅睡，对外界的刺激仍有反应，第二期为中度睡眠期对外界刺激已无反应。第三期为中度至深度睡眠。第四期为完全进入深度睡眠期。

人的睡眠大致分为"非快速眼动睡眠"和"快速眼动睡眠"两个阶段，在前一个阶段中，又可以分为"浅睡眠"和"深睡眠"两个过程，这两个过程在睡眠中循环多次。记忆储存、维持组织、信息整理及新的学习等都发生在快速眼动睡眠的最后阶段，而快速眼动睡眠通常发生在8小时睡眠期的后部，并可以持续90分钟左右。虽然我们可能并没有觉察到，但是，我们当中大部分人的睡眠其实都是不够的，这不仅降低了生活质量，还可能引发疾病，人们只有在睡眠中经历了几个"深睡眠"过程后，才能使疲劳得到充分地消除。

第三节　合理的睡眠时间

睡眠要适量，我们的一个重要观点是：觉不可少睡。在很多书上都说，成年人一般每天睡 7~8 个小时就差不多了。可是最近美国心理学教授詹姆斯·马斯博士指出：一个人晚上睡眠 6~7 个小时是不够的。他对睡眠研究的结果表明，只有 8 个小时睡眠才能够使人体功能达到高峰。所以什么是"适量"，主要是"以精神和体力的恢复"作为标准。

睡眠一定要早起，即使在冬天，也不可超过 6 点起床。春夏秋季尽量在 5 点之前起床，因为人在寅时（3~5 点）肺经旺的时候起床，能够使肺气得以舒展，并顺应阳气的舒长，来完成新陈代谢，肃降浊气，使肺气清。这样有助于养肺和顺应太阳的天势升起人体阳气，使人一天阳气充足。否则，过了这段好时机就很难发动人体阳气，人体阳气淤积在人体下部不能由命门向上发动升起，会形成淫气，严重损害人的身心健康。

早晨 5 点至 7 点是人体大肠最旺的时候，人体需要把代谢的浊物排出体外。此时如果不起床，大肠得不到充分活动，无法很好地完成排浊功能，使浊物停留而形成毒素，危害人体血液和脏腑百骸。早晨 7 点到 9 点是人体胃经最旺的时候，9 点到 11 点人体脾经最旺，这时人的消化吸收能力最好，如果这时还不起床，人体胃酸会严重腐蚀胃黏膜，人体在最佳吸收营养时间得不到营养，长期以来会患脾胃疾病，造成营养不良、中气塌陷。所以千万不要赖床，赖床会造成头昏、疲惫不堪、睡眠不足的感觉。应养成按时起床的习惯。另外，早起能增加工作效益，俗话说："三天早起，一天工。"

现代医学证明，早睡早起的人精神压力较小，不易患精神类疾病。早晨不要太早出去锻炼身体，因为早晨在太阳没有出来之前，地下道的漳气、浊气正往上走（尤其是城市），这些气对人体损伤是很严重的。

养身三大事，一睡眠，二便利，三饮食。其余起居、服装等皆是辅助。

三事中睡眠第一。然胃纳不和者，夜眠不安，故以通便利为第二。而饮食无节，饥饱过度者，肠胃必受伤，而营养日减。睡以安神为主，神以心安为主，应配合年龄，壮年睡七八小时，多睡则智昏头晕眼红胀，四肢疲软，童年必睡足八小时，或过九小时勿碍，老或病人至多睡六小时。

特别强调的是，现在中小学生虽然说"减负"了，但是由于各种各样的考试压力，他们并不轻松，很多人睡眠的时间明显不足。与过去相比，实际上是明松暗紧。这无论对社会还是对家庭都是得不偿失的。我们认为，只有睡好觉，才能学习好。

另外，对于容易失眠的人来说，应在有睡意的时候才上床，早早上床的结果往往是"欲速则不达"，只会加重心理压力。有人曾经进行过这样的试验，在某些情况下，晚睡早起，减少睡眠时间，而有利于提高睡眠质量。

睡眠6小时30分这项研究结果是根据人体生物钟原理，以及神经内分泌系生长激素、体内脏器负担和蛋白合成情况、白天情绪变化、皮肤弹性状况、习惯饮食结构等综合因素而确定的。睡眠对于人的健康，就像呼吸和心跳一样重要，成年人每天能够保证有6小时30分的好质量睡眠，让大脑有充分时间休息好，其白天的精神状态就可以调整到最佳，机体功能减退就会显著缓慢，这对身心健康都十分有利。

体内促睡眠物质分泌较旺盛的时间是晚上10时左右。研究发现，慢波睡眠是最佳的睡眠状态，而慢波睡眠大多出现在晚上10时左右，零时过后错过了进入深睡眠的最佳时间再入睡，就很容易导致醒后疲劳、睡不安稳、睡眠质量下降，从而引发失眠症状。

　　每个人每天所需的睡眠时间是不同的，平均大约是 8 小时，有的人可能睡 4~5 小时就够了，健康人中大约有 10% 属于这种情况。有 15% 的人睡眠超过 8 小时甚至更多。在人的一生中的不同阶段，睡眠时间也不一样，刚出生的婴儿每日须睡 16 小时以上，随着时光的推移，小孩长大的过程中，睡眠时间逐渐减少，青年期约需 8 小时，比成年人相对长一些；成年人阶段，每个人稳定在其特有的睡眠习惯上；一般进入老年期后，睡眠时间逐渐减少，如果成年人或老年人的睡眠多于 10 小时或少于 4 小时，则应考虑这个人是不是有什么疾病，需到医院检查检查。此外，同一个人的不同时期，由于生理状态的变化，所需的睡眠时间也会有所增减。如女性的月经期睡眠时间可能会多一些，孕妇常常需要每日超过 10 个小时的睡眠。重体力劳动或体育运动后睡眠时间一般延长，而过度的脑力劳动却常常使人睡眠减少。所以说，人究竟需要多少睡眠时间，不可一概而论。

第四节　什么睡眠姿势最好？

　　英国猫科动物专家观察发现，大多数家猫的睡觉方式在多数时间里为身体向右侧卧，后肢微屈，前右肢自然屈于身体右侧接近头部，左肢自然向下并微微伸直。这和我国中医提倡的人的标准睡眠姿势非常相似。中医强调睡眠姿势为"卧如弓"，其标准姿势为：身体向右侧卧，屈右腿，左腿伸直；屈右肘，手掌托在头下；左上肢伸直，放在左侧大腿上。中医认为以这种姿势入睡不损心气，像猫一样蜷卧后大脑很快就能静下来，由兴奋转为抑制状态，不久就能进入梦乡。

　　睡眠的姿势大体上有三种，即：俯卧、仰卧和侧卧。

　　那么，哪种睡眠的姿势最好呢？

从医学的角度说，应该是右侧卧最好。这是因为在仰卧时，身体是伸直的，全身肌肉不能得到放松，因此不能得到很好的休息。仰睡时，舌根容易压住咽部，引起打呼，口水又容易流入气管，而引起咳嗽。俯卧时，胸部和腹部受到压迫，会影响心肺的功能，呼吸都会感到困难。而侧卧就避免了这样的情况，但是侧卧要右侧卧，因为这样就免了心脏受到压迫。但不是每一个人都是这样，比如有肺气肿的病人，应该仰卧，并且要抬高头部，这样就能保持呼吸道的通畅；对有化脓性中耳炎患者，就应该将患侧的耳朵向下，便于脓性分泌物排出。如此，一般情况下应选用右侧卧，而有特殊情况则应随机应变。

睡觉时睡姿很重要，不正确的睡姿可导致睡不好，民间就有"仰睡双手放在胸口易做噩梦"的说法，这是有道理的。不过睡眠不仅是睡姿、体位问题，也包括枕头、床等方面的因素，任何一方面不合理，都可能引起睡眠质量的问题。枕头除高度要合适外，放置的位置也应正确，才能保持头颈与躯干基本处于同一水平（头颈不过分前屈或后仰），使颈部肌肉处于放松状态并保持颈椎正常的生理弯曲度。一般来说，侧卧时枕头高度 =（肩宽 - 颈宽）÷2，即约为本人两个拳头的高度，仰卧时枕头高度约为本人一个拳头的高度。使用时应放置于枕下至颈部的凹处，应充分填塞颈后的空隙（仰卧时）或面部至肩部间的空隙（侧卧时）。

至于枕头的质地，以能吸汗透气、硬度和弹性适中者为宜。充填的材料最好用较细的颗粒状物，如荞麦皮、瘪谷子、稻糠皮、羽绒、蒲绒、蚕沙等，不要用大块的棉花或海绵。残茶、菊花、桑叶或其他中药枕，只要符合塑型要求都可以选用，倒不必十分在意其药物治疗作用。而市面上各种各样的保健枕、磁疗枕、药枕等应慎重选用，因为其高度、形状及软硬度并非都合理和符合各人自己的实际情况。

合理的床垫应该是既不太软也不太硬，最好是在硬板床上加一层棉胎或薄床垫，这样既有足够的支撑硬度，保持床面平坦，又有一定的弹性，顺乎身体的曲度，减轻对身体的压迫，睡起来感觉舒适。目前市面一些设计合理、弹性适中的床垫也可选用。

除了患某些疾病，需要在医生指导下使用某种特殊姿势外，一般说来，任何一种睡眠体位均可采用。仰睡：采用该体位时，宜膝微屈，膝下（腘窝处）垫适高枕头，双手自然伸直置于体侧。俯睡：采用该体位时，宜于下腹部及小腿与足背交界处垫适高枕头，双手自然置于体侧。该体位应尽量少用，采用时持续时间不宜太长，以免影响呼吸及压迫某些内脏器官。如此，一般情况下应选用右侧卧，而有特殊情况则应随机应变。

但是，不用太在意睡姿，因为人在睡着后，每隔20分钟左右就会自动变换睡姿，这是人体的自我调节功能。

对于孕妇来说什么样的睡觉姿势才有助于肚里的宝宝健康成长呢？

妊娠早期（1~3个月），胎儿在子宫内发育仍居在母体盆腔内，外力直接压迫或自身压迫都不会很重，因此孕妇的睡眠姿势可随意，主要是采取舒适的体位，如仰卧位、侧卧位均可。趴着睡觉，或搂着东西睡觉等不良睡姿则应该改掉。

妊娠中期（4~7个月），此期应注意保护腹部，避免外力的直接作用。如果孕妇羊水过多或双胎妊娠，就要采取侧卧位睡姿，这可以让孕妇舒服些，其他的睡姿会产生压迫症状。如果孕妇感觉下肢沉重，可采取仰卧位，用松软的枕头稍抬高下肢。

妊娠晚期（8~10个月），宜采取左侧卧位，此种卧位可纠正增大子宫的右旋，能减轻子宫对腹主动脉和髂动脉的压迫，改善血液循环，增加对胎儿的供血量，有利于胎儿的生长发育。不宜采取仰卧位。

第五节　饮食对睡眠的影响

《黄帝内经》中有"胃不合则卧不安"的说法。如果晚餐选择不对，很可能让你在漫漫长夜辗转反侧。那么，哪些食物会帮助我们获得最佳睡眠或影响睡眠呢？

（1）选择富含能促进睡眠的色氨酸食品。含色氨酸的食品包括家禽、香蕉、燕麦和蜂蜜等。

（2）碳水化合物丰富的食品配合乳制品提高血液中有助睡眠的色氨酸的含量。所以，在深夜吃一小碗优质的夜宵有助于您尽快入睡，如燕麦和牛奶、酸奶和饼干，或面包和奶酪。

（3）如果受失眠困扰，那么睡前来点小吃，在胃中增加点食物可能有助于入睡。零食只能是少量的，太多的话会增加消化系统负担，影响入睡。

（4）扔掉汉堡和薯条，避免高脂食物。研究表明，经常吃高脂食物人，不仅会使体重增加，还会影响睡眠周期。

（5）谨防隐性咖啡因，晚上喝一杯咖啡可能会影响您的睡眠这并不稀奇。即使不多的咖啡因也会导致睡眠障碍。但可别忘了不太显眼的咖啡因来源：如巧克力、可乐、茶和低咖啡因咖啡。为了更好地睡眠，每天中午以后应戒除所有含咖啡因的饮食。

（6）关注可能含有咖啡因的药物，一些非处方药和处方药也含有咖啡因，如止痛药、减肥药、利尿药和感冒药。这些药品以及其他药品所含有的咖啡因，可能与一杯咖啡所含的咖啡因一样多甚至还要更多。所以应检查一下非处方或处方药标签上的说明，看是否会影响睡眠或可能会导致失眠。

（7）戒除睡前饮酒的习惯。也许酒精可以帮助我们更快地入睡，但可能会遭遇频繁醒来、睡眠不安稳、头痛、盗汗和做噩梦的困扰。如果喜欢晚上饮酒，那么每次可用一杯水稀释一下减少酒精的影响。

（8）谨防吃得太多及辛辣食品。睡前吃得太饱会让人不舒服。因为睡觉时消化系功能就慢慢减弱下来，而辛辣的菜会引起烧心。所以请确保在睡觉前至少四小时吃完大餐。

（9）睡前尽量减少蛋白质摄入量。肉食、蛋白质是我们日常饮食的重要组成部分，但却不是睡前小吃的最好选择。富含蛋白质的食物难以消化，所以睡前应戒除高蛋白质小吃，而选择一杯温牛奶或像饼干这样一些有助睡眠的睡前碳水化合物食品。

（10）晚上八点钟以后不再摄入液体。白天多喝点水对身体有很多好处，但睡前应限制液体的摄入量。

（11）不要被"赛神仙"的香烟所迷惑。尼古丁是一种作用类似于咖啡因的兴奋剂。睡前应避免吸烟，即使半夜醒来也应如此。

中医也认为食物对睡眠是有影响的。

胀气食物。有些食物在消化过程中会产生较多的气体，从而让人产生腹胀感，妨碍正常睡眠，如豆类、包心菜、洋葱、绿椰菜、球甘蓝、青椒、茄子、土豆、红薯、芋头、玉米、香蕉、面包、柑橘类水果和添加木糖醇（甜味剂）的饮料及甜点等。

辣咸食物。辣椒、大蒜及生洋葱等辛辣的食物，会造成某些人胃部灼热及消化不良，从而干扰睡眠。另外，高盐分食物会使人摄取太多钠离子，促使血管收缩，血压上升，导致情绪紧绷，造成失眠。如果本来就已有高血压病史，进食高盐分食物很有可能引发高血压性头痛及中风。

过于油腻的食物。晚餐丰盛油腻，或进食一堆高脂肪的食物，会加重肠、胃、肝、胆和胰的工作负担，刺激神经中枢，让它一直处于工作状态，也会导致失眠。最聪明的做法是，把最丰盛的一餐安排在早餐或午餐上，晚餐则吃得少一点、清淡一点。比如，晚餐做一些芹菜百合，或百合莲子小米粥，能起到安眠的作用。

睡前喝酒。很多人会借着酒劲让自己尽快入睡。但是，睡前小酌一杯，付出的代价可能是一个晚上醒来好几次，或是隔天起来有非常疲乏的感觉。

纤维过粗的蔬菜。比如韭菜、蒜苗、芥菜等，都不容易消化，即使要吃，也应该炒烂一点，且不要放太多油盐。

烹调方式。晚餐尽量多吃水煮、清炖、清蒸食物，少吃煎炸、烧烤。食物宜软不宜硬，尤其做米饭时，应尽量软一点。还应注意避免食用过黏的食物。

那么，吃什么有助于睡眠呢？

（1）调节神经的食物。如果长期摄入锌、铜不足，那么一段时间后，人体就会由于缺乏这两种微量元素而影响脑细胞的能量代谢及神经系统的调节，内分泌常处于兴奋状态，因而辗转难眠。在这种情况下，晚餐时，多吃一些富含锌、铜的牡蛎、鱼、瘦肉、虾、鳝鱼等食物，能有效改善神经衰弱症状，保证良好睡眠。

（2）富含松果体素的食物。富含松果体素的食物之所以能改善睡眠，是由于人的睡眠质量与大脑中一种叫松果体素的物质密切相关。夜晚，黑暗会刺激人体合成和分泌松果体素，它会经血液循环而作用于睡眠中枢使人体产生浓浓睡意。天亮时，松果体受光线刺激就会减少，使人从睡眠状态中醒来。研究发现，进入中年以后，人体内的松果体素会逐渐减少，40岁时为青年时的四分之一；50岁时为六分之一；60岁时会降到十分之一。因此，中老年人可以通过补充富含松果体素的食物来促进睡眠。这类食物包括燕麦、甜玉米、番茄、香蕉。

（3）对抗咖啡因的食物。茶的兴奋作用会影响睡眠。因此，如果白天饮茶较多影响睡眠，可在睡前用几克酸枣仁泡水喝，或用酸枣仁与大米煮粥，睡前喝一小碗。酸枣仁中含有酸枣仁皂甙 A、酸枣仁皂甙 B、桦皮酸、桦皮醇及 3 种甾醇类物质，它们可降低血液中去甲肾上腺素的含量，从而对抗由咖啡因引起的睡眠不佳。

（4）抑制 5 - 羟色胺的食物。如果白天经常犯困，而晚上睡眠不安稳，可以在睡前吃一块馒头或面包。因为这类人群在日间分泌的色氨酸较多，色氨酸会转化为 5 - 羟色胺，5 - 羟色胺有催眠作用，会导致犯困，而到了晚间体内的色氨酸却不足，难以安然入睡。因此，夜间吃一些馒头、面包，能提高体内色氨酸的含量，人也就容易入睡了。

第六节　体重对睡眠的影响

睡眠不足对身心健康有许多负面影响，包括记忆力减弱、情绪变化、压力增大、免疫力降低、（肢体）协调性变弱和警觉性变差等。睡眠不足同样跟体重增加和肥胖有关。

研究发现，比起睡得更多的人，睡眠少于 7 小时的人有更高的平均身体质量指数（BMI），并且肥胖的可能性也更大。这些观察结果支持先前的研究成果，即睡眠时间与肥胖有关。

睡眠不足似乎与荷尔蒙变化有关，而后者会影响食欲，导致过量进食。

日本科学家最新的研究结论是睡眠可以帮助减肥。那么，睡眠怎么能起到燃烧脂肪的作用呢？原来在人体中有一种生长激素，这种激素除了促进人的骨骼及肌肉生长之外，而且还有一种加速体内脂肪燃烧的作用。奇怪的是，这种生长激素的分泌只在夜间睡眠的时候，特别是当人大约入睡

90 分钟左右之后的"逆睡眠"阶段。这时生长激素大量分泌，特别有利于脂肪的燃烧。如果把睡眠时间安排得更合理些，那么减肥效果应该会更好些。专家认为最科学的睡眠时间为 7~8 小时，上床睡觉的最佳时间为晚上 10 时左右。因为这个时段，进食的晚餐基本上已消化完，睡觉了也不会把热量储存起来，而且正好又没有饥饿感，加之生长激素很快会大量分泌，那么，新的脂肪不会储存下来，储存着的脂肪又被生长激素燃烧掉，人自然会瘦下来。即主要是通过睡眠时间和睡眠的质量来影响荷尔蒙的分泌来分解脂肪，使其燃烧，促进新陈代谢消除浮肿、刺激生长激素，以指导身体把脂肪转化为能量，是使那些爱睡觉却不节食的瘦人常保窈窕的秘诀所在。

所以良好的睡眠对我们的健康体重是大有益处的。

第七节　打鼾对睡眠的影响

打鼾不是睡得香、睡眠质量好的标志。它不但影响他人睡眠，更使打鼾者脑部缺氧。尤其是恶性打鼾更会带来一系列问题，比如，导致高血压、冠心病等，甚至还会因为严重呼吸暂停而发生意外。恶性打鼾者应该到医院接受睡眠检测和治疗。对于一般的打鼾人群，防止打鼾的办法是向右侧身睡。侧身睡会使堆积在咽部气道的组织"闪"开一条缝，使睡眠时的呼吸变得相对顺畅。而之所以要向右侧睡，是因为向左睡会妨碍心脏和胃的正常生理活动。

打鼾使人处于浅睡眠状态，减少了深睡眠的时间，大脑皮层细胞难以充分休息，不利于通过睡眠稳定情绪、平衡心态、恢复精力。因此，严重打鼾者第二天常常表现出疲劳、精神不振、记忆力衰退等。儿童打鼾影响智力发育，还会发生夜尿现象。

要克服打鼾，就要注意以下几点：

（1）睡前不要从事刺激的活动。睡前的活动最好以柔缓的为主，不要让情绪太过激昂，因为神经会无法立刻放松，使得晚上无法安安稳稳地休息。

（2）正确使用垫枕。多数鼾症患者睡软枕头不好，躺下去头很容易向后仰，脖子和头部自然的曲度发生，使喉部肌肉过度紧张，从而加重打鼾的程度。于是，不少鼾症患者便把眼睛瞄上了较硬的枕头，久而久之，较硬的枕头也就成了不少人的首选枕头。因此，对打鼾的人来说，选用合适的枕头是非常有原则的，也是非常重要的。首先要选择软硬适度的枕头，并且外形符合人体工体力学，一方面，枕头贴合头颈部曲线，改变头颈部上气道肌肉及颌面部的骨骼结构变化，保持咽部和上气道通畅；另一方面，改善呼吸中枢对呼吸的控制功能异常，保持呼吸中枢神经系统正常兴奋性，有效保持晚上睡眠时气流通畅，最大限度减轻睡眠呼吸暂停。而最重要的是技术调节的软硬度与人体的适应情况，可以把人体的压力和枕头相应匹配的反弹力值匹配。

（3）掌握正确的睡姿。仰睡或趴着睡比较会让呼吸道不顺畅，侧睡时，松弛的肌肉会倾向一边，不会堵住呼吸道。

（4）避免吸烟、饮酒和刺激性药物。吸烟、饮酒和刺激性药物会让肌肉更加松弛，而更会堵住呼吸道。

（5）避免肥胖。肥胖者的鼻息肉通常也较肥大，而且喉咙和鼻子内的肉也较肥厚，比较容易会堵塞住呼吸道。

第八节　好的睡眠需要学会自我调节

睡眠问题是很常见的，通常被称为失眠。美国的一项研究中也发现，只有5%的成年人从来没有睡眠问题。最近的一项研究发现，多达30%的成年人受到睡眠问题的影响。睡眠困难在女性、儿童和65岁以上的老年人中特别常见。事实上，大约一半的老年人在抱怨失眠。因此，在某些时候有睡眠问题也是很正常的。但如果懂得睡眠的自我调节方法，睡眠效果会好很多。

（1）睡眠要适量。美国心理学家詹姆士·马斯博士指出，成年人必须每天睡够8小时，但是不必要一次性睡足，可以在醒来之后再小睡20分钟，比一次性睡眠更有效。

（2）适宜的睡眠环境。经常通风，无论室外的温度高低，睡觉之前都应该开窗透气。

（3）养成良好的睡眠习惯。要顺应身体的生物钟，累了乏了就要早点睡觉，尽量保证能在同一时间同一地点上床睡觉。

（4）饮食调节。有些人认为晚上喝咖啡、茶，吃巧克力等食品之后主观上没有睡眠不良的感觉，但是实验证实，他们的深度睡眠会受到不良影响，因此睡前尽量不要吃这些食品。

男人快速入睡的方法如下：

（1）睡觉前先洗个澡，使身体放松，因为洗澡可以提高体温，使人困倦。要养成睡前洗澡的习惯。

（2）上床睡觉前要保持情绪稳定，不要胡思乱想，有事情可以留到明天讨论。

（3）可以饮一杯温热的牛奶。饮温热饮料是一种很好的习惯，可以使身体放松。

（4）男性睡前1小时要远离电视，因为电视屏幕闪烁的光线会使人神经兴奋而影响睡眠。

（5）请把忧虑暂时放在一边，不要去想它，闭上眼睛静静入睡。

（6）进行深呼吸，听节奏缓慢和不会令人心情激动的音乐或歌曲，使混乱的心情随着音乐节奏缓和下来。

（7）读一些容易拿起来、也容易放得下的书，读一些容易理解的文章，如短篇故事、喜剧故事，或者你童年时喜欢的故事等。

（8）睡不着觉时，请保持安静，什么事也不要做，以使精神集中起来，尽快入睡。

除了失眠，睡眠时的坏习惯也会影响人的健康，加速衰老。

（1）微醉入睡。随着生活方式的改变，如今年轻女性的夜生活较为丰富，特别是一些职业女性的应酬较多，常会伴着微醉入睡。据医学研究表明，饮酒后入睡易出现窒息，一般每晚2次左右。长久如此，人容易患心脏病和高血压等疾病。

（2）睡前生气。睡前生气发怒，会使人心跳加快，呼吸急促，思绪万千，以致难以入睡。生气是人之常情，生气之后操作肝火上升会影响睡眠，但不会与神经衰弱有关系。要是睡觉前生气了，可以按摩一下脚背的太冲穴，此穴有通畅气流的功效，气顺了也会帮助你尽快入睡的。白天生气也可以多按摩此穴，效果也不差。为了健康，还是少生气为好，毕竟健康才是第一位的。

（3）睡前饱餐。睡前吃得过饱，胃肠要加紧消化，装满食物的胃会不断刺激大脑。大脑有兴奋点，人便不能安然入睡，正如中医所说"胃不和，则卧不安"。

（4）睡前饮茶。茶叶中含有咖啡碱等物质，这些物质会刺激中枢神经，使人兴奋。睡前喝茶，特别是浓茶，更会让人不易入睡。

（5）睡前剧烈运动。剧烈活动，会使大脑神经细胞呈现兴奋状态，这种兴奋在短时间里不会平静下来，人便不能很快入睡。所以，睡前应尽量保持身体平静。

（6）枕头过高。从生理角度上讲，枕头以 8 ~ 12 厘米为宜。枕头太低，容易造成"落枕"，或因流入头脑的血液过多，造成次日头脑发胀、眼皮浮肿；枕头过高，会影响呼吸道畅通，易打呼噜，而且长期高枕，易导致颈部不适或驼背。

（7）枕着手睡。睡时两手枕于头下，除影响血液循环、引起上肢麻木酸痛外，还易使腹内压力升高，久而久之还会产生"反流性食道炎"。

（8）张口呼吸。闭口夜卧是保养元气的最好办法，而张口呼吸不但会吸进灰尘，并且极易使气管、肺及肋部受到冷空气的刺激。

（9）对着风睡。人体睡眠时对环境变化的适应能力降低，对着风睡，易受凉生病。所以，睡觉的地方应避开风口，床离窗、门要保持一定距离。

（10）坐着睡。不少女性工作紧张，回到家后感觉十分疲倦，吃饱饭就往沙发上一坐，开始打瞌睡。而坐着睡会减慢心率，使血管扩张，加重脑缺氧现象，导致头晕、耳鸣现象的出现。

（11）相对而睡。有的家人如夫妻、母子等，常常相对而睡。这会导致一方吸入的气体大多是对方呼出的废气，大脑缺少新鲜的氧气或是氧气供应不足，也易造成失眠、多梦，醒后头晕乏力，精神委靡。由于每个人的睡觉习性不一样，拉被子、蹬腿、打呼噜等，易造成被子滑落，感冒着凉，影响睡眠。

（12）露肩而睡。有些人睡觉习惯把肩露在被子外面，殊不知冬天天气寒冷，风寒极易入侵人体肩关节，导致局部经络骨节气血淤滞，不易流通，造成风湿、关节炎、关节酸胀疼痛。受风寒侵袭也易造成感冒、流鼻涕，引起呼吸不畅，头晕头痛。

（13）不关电热毯睡觉。整夜开着电热毯，不但使人醒来后感到口干舌燥，还容易患感冒。人在入睡时被窝里的理想温度为33℃~35℃，相对湿度为55%~60%，在这种"小环境"下，皮肤的大量血管处于收缩状态，血流减慢，使机体得到充分的休息和调整。如果电热毯加热时间过长，被窝内的温度持续过高，皮肤血管就会扩张，血液循环加快，呼吸变深变快，抗御病菌的能力下降，易导致感冒。所以，电热毯的正确使用方法是，在睡觉前10分钟接通电源，当被褥预热之后关闭电源，只要进被窝时不感到骤凉就可以了。

（14）储存睡眠。人体不能储存睡眠，为了熬夜而先多睡几个小时，对人体是没有多大帮助的。其实，人体只需要一定质量的睡眠，多睡不但睡不着，对健康也是无益的。

（15）睡眠不足。大脑消除疲劳的主要方式是睡眠。长期睡眠不足或质量太差，只会加速脑细胞的衰退，聪明的人也会变得糊涂起来。

（16）透支睡眠。有的女性喜欢熬夜，甚至通宵达旦地玩。尽管第二天她们再补觉，但由于生物钟紊乱引起的不良后果是无法避免的，从而导致白天困倦、精力难以集中，晚上失眠，无法入睡。

我们应该多多注意改正这些不良的习惯。

第九节　中医对睡眠的诠释

战国时名医文挚对齐威王说："我的养生之道把睡眠放在头等位置，人和动物只有睡眠才生长，睡眠帮助脾胃消化食物，所以，睡眠是养生的第一大补，人一个晚上不睡觉，其损失一百天也难以恢复。"

　　晚 21 点到凌晨 5 点为有效睡眠时间。人是动物，和植物同属于生物，白天（凌晨 5 点到晚上 21 点）活动产生能量，晚上（21 点到凌晨 5 点）开始进行细胞分裂，把能量转化为新生的细胞，是人体细胞休养生息、推陈出新的时间，也是人随着地球旋转到背向太阳的一面。阴主静，是人睡眠的良辰，此时休息，才会有良好的身体和精神状态。这和睡觉多的婴儿长得胖、长得快，而爱闹觉的孩子发育不良是一样的道理。

　　睡觉是养生的一大功能，养就是用大量的健康细胞取代腐败的细胞，如一夜睡不着就换不了新细胞。如果说白天消亡一百万个细胞，一晚上只补回来五十万个细胞，这时你的身体就会出现亏空，时间长了，人就会疲惫不堪。为什么世上有百岁老人呢？因为他们大都每晚准时睡觉。

　　植物吸收阳光的能量，夜里生长，所以夜晚在农村的庄稼地里可听到植物拔节的声音。人类和植物同属于生物，细胞分裂的时间段大致相同，错过夜里睡觉的良辰，细胞的新生远赶不上消亡，人就会过早地衰老或患病，人要顺其自然，就应跟着太阳走，即天醒我醒，天睡我睡。人在太阳面前小如微尘，"与太阳对着干"是愚蠢的选择，迟早会被太阳巨大的引力催垮。这是不容置疑客观真理。

　　现实生活中，不少人有入睡难，睡眠质量不高的毛病。睡眠不好是一个综合性的问题：肝火过盛，睡觉警觉；胃火过剩，睡觉不安；肝阴不足，睡觉劳累。

　　古人说，"先睡心，后睡眠"，"无忧才是入睡方"。如果工作压力很大，不妨下班回家后或睡觉前用几分钟的时间闭目静坐，调整呼吸，可以有效缓解压力；也可睡前到户外散散步，上床前洗个澡或用热水泡脚，对顺利入眠有百利而无一害。

　　从中医的角度来说，古代的二龙戏珠图最能说明问题：升龙低头，降龙抬头，形成一个圆形围着里面的珠（中医里理解为心脏），从而成为一幅和谐的图，生生不息。而我们人的身体也就好像一个二龙戏珠一样的系统，必须要有升有降，才能达到平衡和谐。

人睡觉，一方面是为了休息调节，另一方面是为了促进阴阳的交替。在中午的时候要睡觉，是因为午时人的阳气上升到了一个相当高的境界，并开始降下来，而阴气开始上升，这时候休息就是为了帮助阴阳两气的升降；同样的，在子时，人的阳气开始生发，休息也是为了促进阴阳的协调。而晚上睡觉又还有另外的作用：人体到了晚上的时候，正是人的血气生发的阶段，一般是下午六点到凌晨的两点，这期间人只有在休息，才能保证刚生成的血气能够累积下来给我们第二天享用。而凌晨寅时（3~5点钟）则是人体分配血气的时段，也是不能被打扰的，所以晚上要休息的时间长一点的原因就在这里。

第十节　用中医为睡眠"开药方"

中国历史悠久，文化源远流长，对睡眠有其独到的认识和解读，也对其有深刻的见解。中医认为睡眠对人体长寿有很大的作用，所以睡眠要有其规律才好。

1. 睡眠的姿势

睡眠姿势是否合理与健康有着十分密切的关系，同时也影响睡眠质量。生活中睡眠姿势有仰卧、俯卧、左侧卧和右侧卧。

相传宋代道士陈抟是著名的睡仙，他独创了卧式睡功修炼法。他晚年隐居华山，时常闭门卧睡，活了118岁。他的安睡秘诀是，如果左侧睡，就将左腿和左臂弯曲，用手上接头部，同时，把右足伸直，将右手放在右大腿上；右侧卧时，则相反。据说，陈抟的这种睡功秘诀对安睡有非常好的作用。

但后世对陈抟的卧姿提出了质疑：这难道真的是睡觉的好方法吗？如果按照这种姿势睡觉，虽然比较稳妥舒适，但又太拘泥了。只要不仰卧，任何一种舒服的卧姿都可以。

仰卧，在古代称为"尸卧"，是不被推崇的卧姿。但现代对此卧姿则有不同看法：仰卧对脊柱健康十分有好处，同时仰卧不会压迫身体内的任何脏器，因此，中青年睡眠很多采用仰卧的睡姿。但对患有心脏病、脑血管疾病、呼吸系统疾病的人来讲，则不宜仰卧，以免产生胸闷、憋气。

俯卧也是不被提倡的，俯卧会压迫心肺，影响呼吸，对老年人则更不宜。

2. 睡眠的朝向

对于睡眠的朝向，《礼记·玉藻》中有：人在睡觉的时候，头应该朝东，这是因为东方是日出之位，头朝东是顺应早晨的生发之气。《保生心鉴》中记载：但凡睡觉的姿势，春夏头都应该朝东，秋冬头都应该朝西，认为是顺应四时养生。《老老恒言》认为，睡眠时头的朝向要保持常规的安定状态，不应该频繁更换。

从物理学角度来讲，地球磁场是南北向的，所以当床按南北方向摆放时，人体与地球磁力线的方向是一致的。如果床按东西方向摆放，那么人的睡眠方向与地球磁力线方向垂直，地球磁场就会影响人体的生物电流，人体为了达到新的平衡，就必须消耗热量来调整，睡眠就会受到干扰，所以有床应南北向摆放的理论。但据最新的研究表明，以北京地区为例，这里的地磁场仅有0.5高斯，十分微弱，所以认为地球磁场对人睡眠的影响是很弱的。

如果睡不安稳，就可以反复翻身，即使很快入睡了，醒来时也应该转动身躯，使经络得以通畅，否则会造成半身沉重，或者腰肋疼痛，或四肢酸痛等。

3. 餐后不宜马上睡觉

进餐后往往容易出现倦意，这是因为进餐后体内的血大部分都到了消化系统，大脑的供血量相对减少；同时，餐后体内血糖升高，升高的血糖抑制了大脑相关的神经元。因此，人们吃饱了，喝足了，倦意随之也来了。

这时候如果有倦意想要睡觉，最好强制自己不要去睡，因为这时血液主要集中在胃肠系统参与消化吸收，而大脑的血容量减少，血压也随之下降。如在这时睡觉，容易因脑供血不足而形成血栓。

餐后应该稍事休息，然后适当走动。民间有句话"饭后百步走，活到九十九"。适当走动，可以赶走倦意，增加胃肠蠕动，促进消化吸收。但要注意的是，这时候决不能做剧烈运动，因为如果饭后马上剧烈运动，可使正在参与胃肠消化的血液又重新分配，流向肌肉等组织，从而影响胃肠的消化和吸收。

餐后如实在想睡，应采取右侧卧位。这种体位顺应了胃肠的解剖结构，便于消化吸收。

4. 冬宜冻脑，卧不覆首

头为"诸阳之会"，人体十二经脉中手的三条阳经和足的三条阳经均会聚于头，所以说头部是人体阳经会聚的地方，也是人体阳气最旺盛之处。头部是人体最不怕冻的部位。即使是在冬季，天气再冷，睡眠时也没有必要蒙头。要把头露在外面，保持头部的清凉，即"冬宜冻脑"。

人到老年，阳气渐衰，有的老人有戴睡帽的习惯。但聪明的中国人早在南北朝时期就发明出了空顶帽，其形状类似儿童戴的帽箍，即顶部露空，以达到"冻脑"的目的。

不蒙头睡觉，除了"冻脑"，还有一层重要的原因，那就是保持通畅的呼吸。我们都懂得吐故纳新对人体的重要性，蒙头睡眠，呼吸不畅，会造成氧气的吸入量减少，二氧化碳的蓄积增多，直接对人体的新陈代谢造成不良影响。

冬宜冻脑，卧不覆首。睡眠时遵循这两条原则，可以使老年人晚上睡个好觉，白天有个清醒的头脑。

5. 暖腹睡眠最宜人

睡眠的学问很多，同一个人，在睡眠时脑部要"冻"，要清凉；而腹部则宜暖，宜温。

腹部是五脏会合之处，是气血运行的重要场所。中医讲，腑为阳，脏为阴；气血得温则行，得寒则凝。睡眠时，人进入安静的状态，也就是说，进入阴的状态，气血运行缓慢，寒邪易于入侵。因此睡眠时一定要让腹部温暖，腹暖则五脏暖，五脏暖则气血运行通畅。老年人阳气已虚，所以更应注意腹部的保暖。

我们现在只有在舞台上才能看到的肚兜，其实是中国人使用了上千年的物件，它既简单又科学。肚兜，古称兜肚，一般为双层，将蕲艾捶软铺匀，盖上一层薄丝绵，然后用细针缝密，不要让它散乱结成硬块。夜里睡眠时兜于腹部，以防夜寒。此兜肚白天亦可使用。如有腹部冷痛疾病者，可用干姜、桂皮、麝香等味辛性温的药装入兜肚，做作治疗之用。

兜肚外可再加一条束带将其扎紧，腹部是阴寒之地，它是不会嫌过暖的。古人称这束带为"腰彩"，有些像妇女用的抹胸，大约有七八寸（约24厘米）宽，用带系好，前面护腹，后面护腰、护命门。一带多用，好处很多。不仅睡眠时可用，平日里也可使用。

引领服饰的潮流总是在轮回，古人使用的肚兜，曾一度被认为是土得掉渣，只有乡下姑娘才用的。但三十年河东，三十年河西，现代人中最潮流的一族现在又开始系肚兜了，她们选择上好的材质，绣上或绘上美丽的图案，一个好的肚兜绝对是价格不菲。老年人不必去赶时尚的潮流，自己动手做个肚兜，夹层里铺一层薄薄的丝绵，放些适合自己身体的药物，既护腹，又护腰、护命门，何乐而不为呢？

6. 不提倡老年人裸睡

有些人喜欢在睡觉的时候不穿衣服，即裸睡，认为这样全身可以得到放松，有助于提高睡眠的质量。还有些人认为裸睡是一种时尚，但这种睡眠方式对老年人是不适宜的。

睡觉时不穿衣服，仅靠盖被子来御寒，是很难完全盖住肩部和颈部的。颈部正中是督脉，入后发际正中直上1寸是风府穴。所谓"风"指风邪，"府"指聚会之处，意思是此穴为风邪侵袭和聚集的部位，故名风府。这个穴位具有祛风泻热、通关开窍的作用。"风府"一旦受寒，寒邪内传，会引起头痛、目眩、咽喉肿痛、中风等。所以睡觉时最好穿睡衣。

7. 就寝熄灯，寝而不语

一般来讲，一旦就寝应该马上熄灯，这样目光不受外界的影响，就比较容易入睡。而有的人喜欢开灯睡觉，其实这种做法是不对的。《云笈七签》讲，晚上睡觉开灯，会使人心神不安。《真西山卫生歌》也说，睡觉的时候不讲话，在昏暗的环境中入睡，自然会有上乘的睡眠，说的都是一个道理。

光线对人体的影响是非常大的，不同的光对人体有不同的作用。冷色调的光使人安宁，如浅蓝、浅灰、米色、白色等，是卧室适宜使用的光色；暖色调的光会使人兴奋，如红色、橙色、黄色等，则不宜在卧室使用。

有的人不点灯就不能入睡，对这样的人来说，光线给予的是一种安全感。对这样的人，《老老恒言》推荐一种用锡制成的灯龛，半边开个小孔来通光，并把它放在床帐的后面。这样既解决了无光的心理压力，同时微弱的光线也不会直射眼睛。但今天对于我们来说，就不用这样麻烦了，因为现在的许多灯是可调的，我们可以将灯光调至昏暗，这样有助于神经系统进入抑制状态，可尽快入睡。

睡觉时不要有任何波动，睡前不要大声说话，话说多了会伤气。《玉笥要览》中也有这样的记载：躺下准备睡觉的时候应闭口不言，元气就不会往外泄，邪气也不会侵入体内，这样可以睡个好觉，使身体得到良好的休息。否则长期睡眠不好，就会使人颜面失去血色而变得萎黄。

就寝熄灯、寝而不语，这些看似人人皆知的常识，却是提高睡眠质量不可忽视的细节。尤其对老年人来说，人老了，觉少了，睡个好觉则显得尤为重要。

第十一节　午睡怎么睡？

午睡曾一度是我们的习惯。但是随着经济的不断发展，社会生活节奏的增快，午睡已变得"奢侈"。发表在美国《内科学文献》上的研究报告指出，希腊雅典医科大学的科学家对 2.3 万名健康成年人展开长达 6 年的调查。调查结果显示，每周至少午睡 3 次，每次大约半小时者，与不午睡者相比，其因心脏病等心脏问题致死的几率低 37%。特别值得提出的是，常午睡的职业男性比没午睡者，心脏病发率低达 64%。科学家分析指出午睡可降低压力，有益心脏，而工作通常给成年人带来不少压力。

小睡片刻，工作更有劲。午睡对身体的循环系统有好处，午睡能有力地帮助人集中注意力，还可以美容。中午一般最好是午睡 30~40 分钟，便可使人恢复体力。

午睡可提高机体的免疫机能，增强机体的抗病能力。睡眠不足会引起机体的疲劳，如果长期如此就会进入恶性循环，虽无明显器质性病变，但机体的免疫功能减弱，抵抗力下降，导致产生疾病的因素增多。

午睡不像晚上睡觉，不应该睡得太久，不然会有反作用，时间最好控制在半小时为宜。

夏季中午睡上一会儿，可使大脑和身体各系统都得到放松和休息，可提高机体的免疫机能，增强机体的抗病能力。午睡虽是促进健康的一种良好手段，但也要讲究科学，否则将会适得其反。因此，午睡时要注意以下四个方面：

（1）午睡时间最好控制在半小时内，否则醒来会很不舒服。午睡时间太长还会搅乱生物时钟，影响到晚上睡觉的规律。如果午睡时间过长，起来后适当活动一下，或用冷水洗脸，不适感会很快消失。

（2）午睡虽然就是打个盹儿，但是绝不能太随意，不要坐着或趴在桌上睡，这会减少头部供血，让人睡醒后出现头昏、眼花、乏力等大脑缺血缺氧的症状。若用手当枕头会使眼球受压，久而久之容易诱发眼病，趴在桌上会压迫胸部，影响血液循环和神经传导，使双臂、双手发麻、刺痛。最理想的午睡姿势应该是舒舒服服地躺下，平卧或侧卧，最好是头高脚低、向右侧卧。忌午睡姿势随意。

（3）天气再热，午睡时也要在腹部盖上一点毛巾被或被子，以防凉气乘虚而入。不要在有穿堂风或风口处午睡。因为人在睡眠中体温调节中枢功能减退，轻者醒后身体不适，重者会受凉生病。忌裸腹睡。

（4）睡前不要吃太油腻的东西，也不要吃得过饱。因为油腻会增加血液的黏稠度，加重冠状动脉病变；过饱则会加重胃消化负担。很多人习惯午饭后就睡，这时胃刚被食物充满，大量的血液流向胃，血压下降，大脑供氧及营养明显下降，马上入睡会引起大脑供血不足。

适当的午睡对人是有好处的。午睡习惯要持之以恒，因为午睡不规则也会搅乱生物时钟，影响晚觉的规律。

第 五 章

孩子的睡眠

第一节　婴儿睡眠的特点

　　婴儿在出生之前，就已经开始不断地睡去醒来了。不过，这种先天性的睡眠节奏与日夜交替毫无关系。新生儿天生知道怎么睡觉，却不知道我们想让他们什么时候睡、以怎样的方式睡。在他们只有几个月大和几岁大的时候，父母的角色就是教会他们养成良好的睡眠习惯，并为他们创造良好的睡眠卫生条件。

　　每日充分的睡眠，对宝宝的生长发育起很大作用。身高的增长需要脑垂体分泌生长激素。而生理学家研究证实，儿童在睡眠状态下生长激素分泌增多，熟睡时的生长速度是清醒状态下的 3 倍，大约有 80% 的生长激素是在睡眠中分泌的，所以宝宝睡眠十分重要。

　　（1）益智。睡眠是给大脑充分的休息时间，有研究证明，睡眠比较好的婴儿智商发育是比较好的。睡眠对稍微大一点的孩子的记忆力、创造力、精神状态等方方面面都有很好的促进作用。

　　（2）促进生长发育。70% 的生长激素都是夜间深睡眠的时候分泌的。

若孩子睡眠特别不好，三个月到半年以后，孩子的身高会因为睡眠障碍、生长激素分泌不足而出现偏离。

宝宝的睡眠可以通过数字来体现。这些数字可以很生动地反映宝宝睡眠的状态。

20分钟。人的睡眠过程是若干个深度睡眠阶段和快速眼动睡眠阶段的循环。在快速眼动睡眠阶段人们睡得不深，在做梦，容易醒来。成年人睡着后会立即进入深度睡眠阶段，而婴儿却要先经历20分钟的快速眼动睡眠阶段，因此很容易被惊醒。所以为防止宝宝被惊醒，需要在把他（她）哄睡着之后，坚持抱他约20分钟，再把他（她）轻轻地放在床上。

20分钟到50分钟。在经过一个20分钟的快速眼动睡眠阶段后，宝宝通常会睡上50分钟，完成这个睡眠周期。由于宝宝需要一定的时间才能学会在完成一个睡眠周期后，平稳地过渡到下一个睡眠周期，因此他很可能在50分钟后醒来，并且玩上一个小时。尽管父母们大多不愿面对这个现实，但却无法人为缩短宝宝清醒的时间。好在宝宝通常到了三四个月的时候，就能学会一口气完成三四个睡眠周期的循环了。

80%—50%—20%。宝宝的快速眼动睡眠阶段在睡眠中占的比例比成年人要高：早产儿的快速眼动睡眠占80%，成熟的新生儿占50%，而成年人只有20%。由于快速眼动睡眠阶段睡眠很浅，因此就不难理解为什么小家伙那么容易被惊醒了。随着快速眼动睡眠阶段的逐渐变少，宝宝能够逐渐延长每一睡眠周期的睡眠时间。到了两岁的时候，他（她）的快速眼动睡眠阶段就只占25%了。

20分钟和20分钟。从孕期第36周开始，妈妈肚子里的胎儿就已经有相对固定的作息规律了。他会20分钟睡觉，20分钟游戏，全天重复这种睡眠和清醒的循环。这种作息的节奏至少会延续到宝宝出生后两周。

宝宝需要多少睡眠完全因人而异。通常，新生儿每天需要14~20小时的睡眠。但是，也有些觉少的宝宝，每天12个小时的睡眠对他就已经足够了。有意思的是，这样的宝宝成年后，每天也会比其他人平均少睡2小时。

6～8小时。"一夜安睡"意味着宝宝在夜里连续从一个睡眠周期循环到另一个，不间断地睡6～8小时。70%的宝宝在3个月大的时候，就能够做到这一点了。另外，30%的宝宝，虽然尚不能一夜安睡，但并不意味着宝宝自己或他们的父母做错了什么。一夜安睡由大脑中某个部位的发育成熟度决定，每个宝宝的生长发育速度不同，随着该部分的发育成熟，宝宝自然能一觉睡到天亮。

4小时。孩子白天小睡选择什么时间最合适呢？1岁以后的宝宝白天可以只小睡一次，但为保证宝宝晚间的睡眠质量，不应选择让宝宝在下午3～4点以后睡觉。在宝宝白天小睡醒来到晚上睡觉前，应至少保证他有超过4小时的清醒时间。

1秒钟。美国学者James Mc Kenna在他的睡眠实验室里研究发现：当妈妈与宝宝睡在一起时，他们的睡眠节奏会保持一致。也就是说，妈妈能在宝宝开始哭之前的一秒钟醒来。

16℃～20℃。研究表明，适宜的室内温度有助于宝宝安睡。因此，父母应避免婴儿房过冷或过热，最好将室温保持在16℃～20℃之间。

这些数字是不是很有趣呢？其实，只要你细心，就会发现很多关于宝宝喂养各个方面的小秘密。

优质的睡眠是保证婴儿正常发育、健康成长的基础。

新生儿仰卧时，全身肌肉处于放松状态，对新生儿的心脏、胃肠道等器官压迫最少；同时便于父母观察宝宝的表情变化，四肢能够自由活动。仰卧也有弊端，就是宝宝容易发生漾奶，吐出的奶水会聚集在宝宝的咽喉处，如发现不及时会呛入气管及肺内。

侧卧睡姿的宝宝，最好采用右侧卧，这样既能避免心脏受压，又能预防吐奶。特别是刚吃完奶后，宝宝更应右侧卧，有利于胃内食物顺利进入肠道。但也不能始终朝一侧睡，妈妈应该给新生儿经常调整左右方向，以免发生脸部两侧发育不对称的现象。

俯卧，就是我们常说的趴着睡，一般情况下我们不提倡新生儿采取俯卧的睡姿，容易发生意外窒息。有文献报道，俯卧的睡姿有助于宝宝胸廓和肺的生长发育，能提高宝宝的肺活量。

三种睡姿，各有优缺点，最好以仰卧、侧卧的睡姿为主进行交替，每天不能总固定一个睡姿。如果采取俯卧的睡姿，父母一定要随时观察宝宝的情况，避免发生意外窒息。

美国和荷兰各有一位心理学家，仔细观察、研究了新生儿的行为表现，将新生儿觉醒和睡眠的不同程度分为6种意识状态：两种睡眠状态——安静睡眠（深睡）和活动睡眠（浅睡）；三种觉醒状态——安静觉醒、活动觉醒和哭；一种介于睡眠和觉醒之间的过渡状态——瞌睡状态。

安静睡眠状态：婴儿的面部肌肉放松，眼闭合着；全身除偶尔的惊跳和极轻微的嘴动外，没有其他的活动，呼吸是很均匀的；小婴儿处于完全休息状态。

活动睡眠状态：眼通常是闭合的，仅偶然短暂地睁一下，眼睑有时颤动，经常可见到眼球在眼睑下快速运动；呼吸不规则，比安静睡眠时稍快；手臂、腿和整个身体偶尔有些活动；脸上常显出可笑的表情，如做怪相、微笑和皱眉，有时出现吸吮动作或咀嚼运动。在觉醒前，通常处于这种活动睡眠状态。安静睡眠状态和活动睡眠状态的睡眠时间约各占一半。

瞌睡状态：通常发生于刚醒后或入睡前；眼半睁半闭，眼睑出现闪动，眼闭合前眼球可能向上滚动；目光变呆滞，反应迟钝；有时微笑、皱眉或噘起嘴唇，常伴有轻度惊跳。当小婴儿处于这种睡眠状态时，要尽量保证他安静地睡觉，千万不要因为他的一些小动作、小表情而误以为“婴儿醒了”、“需要喂奶了”而去打扰他。

新生儿的睡眠时间是成人的2倍多，每天大约有18~22小时是在熟睡之中。新生儿睡眠不安的原因很多，家长应有的放矢，采取相应的护理措施。如果是白天睡觉时间很长，而夜晚哭闹不安，即所谓的"夜哭郎"。那么应尽量设法让他（她）白天少睡些，晚上自然就能睡好。

另外，应看看室内温度是否过高，或包被裹得太多、太紧，孩子因太热而睡不安稳。这时孩子鼻尖上可能有汗珠，身上会是潮乎乎的。这就需要降低室温，减少或松开包被，解除过热感，舒适了自然就能入睡。如果摸摸小脚发凉，则表示孩子是由于保暖不足而不眠，需加厚盖被或用热水袋在包被外保温。另外，尿布湿了或没有吃饱等也会影响睡眠，应当及时更换尿布，并勤喂奶，让孩子吃饱。

第二节　摇篮对婴儿睡眠的作用

婴儿在母体中就一直处于摇晃状态，所以希望出生后继续这种状态。从胎儿发育规律看，脑部发育启动最早的是脑干前庭系统，这是一种调整姿势和位置的感觉器官。在母亲的子宫里，胎儿浮在羊水中，母亲的起卧走动等体位的变化，都是一种摇晃的刺激，这种刺激不断地被胎儿所感知，并向脑干前庭系统发出强烈的信号，从而促进大脑的发育。当胎儿出生后，接受自然摇晃的刺激信号突然消失，自然就会产生再次被摇晃的需求，比如被母亲抱起或翻身等体位的改变。如能放在摇篮里或者抱在怀中摇晃则更好，这种规律性的摇晃动作更能满足宝宝的欲求，使之情绪更佳。

除了这种心理上的满足感外，摇晃更有价值的是对孩子脑发育的强大激发作用，是宝宝智力发育的加速器。美国俄亥俄州大学的研究人员发现，经常接受摇晃的宝宝，大脑的发育速度喜人，仅仅 1 年的时间，脑子的重量便由最初的 400 克左右增加到 800 克左右，整整翻了一番，而且所增加的部分恰恰是脑的精华——大脑的新皮质，它为孩子的智商发展奠定了坚实的生物学基础。故将摇篮誉为孩子聪明才智的"加速器"。

平稳均衡摇动，可使婴儿的大脑神经调节平稳、入睡迅速。实验中发现，使用自动摇篮比传统的手动摇篮入睡的时间可提前 2~4 分钟。经专家证实，传统的手动摇篮摆幅大小不稳定，摆动速度也不稳定，在摇动过程中，小孩平衡调节神经，不断地进行调节、复位，容易出现头昏、吐奶现象。自动摇篮可根据婴儿的需要而调节稳定的摆幅，匀速平衡摆动，对婴儿的脑神经起到良好的保护作用，因此婴儿入睡快、睡眠质量好。

第三节　幼儿的睡眠特点

当宝宝没有语言表达能力的时候，他就会用肢体语言来表达自己的情绪和要求，这时候家长就要认真观察。

许多宝宝困乏时会出现烦躁的情绪，并以哭的形式发泄出来，以此告诉爸爸妈妈他（她）要睡觉了。如果此时父母不理解他（她）的意思，继续逗他（她）的话，孩子会哭得越来越厉害。

当宝宝眼神迷离的时候，一般表明要睡觉了，而且这种情况大多出现在吃完奶后。如果爸爸妈妈此时逗宝宝，会发现宝宝反应不那么灵敏，并且开始哭闹了。这可能是因为累了、困了，妈妈可以抱起他（她）来轻轻摇晃，有节奏地拍拍他（她）的小屁股哄他（她）入睡。

宝宝正常睡眠时身体和脸部都很松弛，除了偶尔出现细微的动作外，几乎没什么活动，眼睛通常是紧闭着的，呼吸均匀，妈妈要把光线调暗一些，保持室内的安静，让他（她）可以充分休息。如果到了喂奶或者把尿的时间他（她）还没有醒，也不要拍醒他（她），等待他（她）自然醒来再进行就好。有时宝宝会把两眼微微睁开，动动手和脚，偶尔皱皱眉，这时不要以为他（她）已经睡醒了，急不可待地给他（她）喂奶、换尿布。结果却发现他（她）不喜欢，还会哭闹，原来这时他（她）还没有完全醒，仍在睡眠中，只是快醒了的征兆而已，所以不要太急。

宝宝睡醒后如果高兴地冲你笑笑，或哼哼地和你说话、手舞足蹈，则说明已睡够了。

宝宝睡醒后发现周围无人而感到寂寞，会以哭的方式吸引亲人与他作陪，或表示要大小便。宝宝睡醒后通常最希望看到妈妈的脸，此时哭泣是一种正常表现。只要把宝宝抱起来安慰一下，多和宝宝说话、把把大小便或换一下尿布，宝宝就会停止哭泣了。

宝宝躺在床上，突然皱起小眉头哭闹，或者四肢有力地蹬踹，情绪很不安定，脸发红，多半是宝宝尿了或者拉了，妈妈应及时清理。

宝宝睡眠中，如果满身是汗，特别是头部湿漉漉的，也许是穿盖得太多，应根据气温适当减少衣被；在排除穿衣盖被过多后，则要考虑佝偻病的可能，及时为他擦去汗水，更换内衣，尽早去医院做相关检查。

宝宝睡醒后，如果哭闹得厉害，抱哄也不能止哭，且张合嘴唇做吞咽状，多为口渴或饿了，这时应先喂些温开水，然后马上给以哺乳或牛奶等食物。但宝宝睡醒后不宜马上给他喝冷的饮料，因为胃突然受到刺激会影响胃液分泌，使消化功能减弱。

宝宝睡眠中或一觉醒来，突然尖叫或全身颤跳，继而大哭，面色发白，则多为受到惊吓所致。这时家长最好是妈妈马上抱起宝宝，用脸触摸他（她）并轻轻晃拍全身，柔声地安抚，使其尽快从惊吓环境回到妈妈安全的怀抱中来。

第四节　幼儿的深度睡眠

很多父母都习惯把宝宝放在父母中间睡，以方便随时照顾。但孩子睡觉常常会翻动，许多父母都有过这样的经历，如发现孩子睡觉会打转，与父母同睡容易在翻身时候碰到父母，或者父母盖被子的时候可能会不小心压过孩子的口鼻，影响孩子睡眠。

当宝宝还小的时候，应让宝宝尽早与父母分床睡。父母可以把宝宝的床设在家长床边上，既方便随时照顾，又能培养孩子独立的能力。

宝宝睡眠的生活环境较为嘈杂，无论是外面的车流声，或是父母在晚间看电视、敲计算机，都会影响宝宝的睡眠，尤其目前有许多小家庭，父母会和宝宝睡在同一个房间，更容易吵醒宝宝。面对这种情况，当宝宝长大一些，为了给宝宝更好的安静空间睡眠，我们建议，最好让宝宝有单独的房间睡觉，父母尽量不要和宝宝同房，为宝宝打造一个温暖、舒适、安静的房间。担心宝宝睡眠的时候，就去看看，但是不要制造声音。父母也可以给宝宝放首轻柔的小夜曲或让儿歌伴宝宝入眠，甚或可以自己唱歌给宝宝听，替代掉外面的生活噪音，这对宝宝也有安抚的效果。

父母的作息时常无法与宝宝配合，如晚间加班、有休闲娱乐活动、有亲友来访等，宝宝的睡眠就会被打扰。

晚上尽量配合宝宝的作息，保持安静，并且尽量不要大声聊天，降低电视声响。晚上加班等活动要远离宝宝的睡眠地点。另外，也要培养宝宝良好的睡眠习惯，尽可能让宝宝定时、定床睡觉，不要经常变动孩子睡觉的环境。在熟悉的环境中，孩子会有安全感，睡觉自然踏实。

民间有种迷信的说法，说是宝宝能看到常人无法看到的异物，因而哭闹，这时需要他人叫魂或者震吓才能止哭。这是带有迷信色彩的民间偏方及传说，但也反映出了"夜哭郎"类型的小孩子几乎是一个带有普遍性的又让年轻父母很头疼的一个问题。

"天惶惶，地惶惶，我家有个夜哭郎，过往行人念三遍，一觉睡到大天亮。"相信不少地方的朋友，在墙上、电线杆上都见过写有这些句子的小纸条。据说给孩子念过，孩子就可以安睡了。这是民间治宝宝夜哭的偏方，也有的地方流行各种给宝宝叫魂的方法。但从现代医学角度来看，这些方法只是一种精神或者环境暗示，甚至带有某种迷信传说。但是父母的良苦用心还是可以肯定的，那就是希望小宝宝能够在正常的睡眠中健康成长。小孩夜晚睡不好，不仅影响孩子的健康成长，而且严重影响大人的正常工作和学习，甚至还会影响到街坊、邻里的关系。

宝宝夜里哭闹，在医学上是睡眠障碍的一种表现，多发生在胆小体弱的儿童身上。一般形成睡眠障碍有以下原因：

（1）生理性哭闹。孩子的尿布湿了或者裹得太紧、饥饿、口渴、室内温度不合适、被褥太厚等，都会使小儿感觉不舒服而哭闹。对于这种情况，父母只要及时消除不良刺激，孩子很快就会安静入睡。此外，有的孩子每到夜间要睡觉时就会哭闹不止，这时父母若能耐心哄其睡觉，孩子很快就会安然入睡。

（2）环境不适应。有些孩子对自然环境不适应，黑夜白天颠倒。父母白天上班他（她）睡觉，父母晚上休息他（她）"工作"。若将孩子抱起和他（她）玩，哭闹即止。对于这类孩子，可用些镇静剂把休息睡眠时间调整过来，必要时须请儿童保健医生作些指导。

（3）白天运动不足。有的孩子白天运动不足，夜间不肯入睡，哭闹不止。这些孩子白天应增加活动量，孩子累了，晚上就能安静入睡。

（4）午睡时间安排不当。有的孩子早晨起不来，到了午后 2~3 点才睡午觉，或者午睡时间过早，以至于晚上提前入睡，半夜睡醒，没有人陪着玩就哭闹。这些孩子早晨可以早些唤醒，午睡时间作适当调整，使孩子晚上有了睡意，就能安安稳稳地睡到天明。

（5）疾病影响。某些疾病也会影响孩子夜间的睡眠，对此，要从原发疾病入手，积极防治。患佝偻病的婴儿夜间常常烦躁不安，家长哄也无用。有的婴儿半夜三更会突然惊醒，哭闹不安，表情异常紧张，这大多是白天过于兴奋或受到刺激，日有所思，夜有所梦。此外，患蛲虫病的孩子，夜晚蛲虫会爬到肛门口产卵，引起皮肤奇痒，孩子也会烦躁不安，啼哭不停。

如果逐一检查这些情况都不存在，而母亲在孕期就有维生素 D 和钙剂摄入不足的情况，则孩子可能有低血钙症。低血钙症的早期也有睡觉不安稳的表现，但一般在补充维生素 D 和葡萄糖酸钙后即可好转。如果除睡眠不安外还有发热、不吃奶等其他症状，应该及时去医院诊治。

第五节　儿童的睡眠有什么特点?

睡眠的好坏直接影响人的健康和寿命，尤其对于青少年时期的学生更有重要意义。良好的睡眠才能使人精神饱满，朝气蓬勃，学习效率高。现代科学表明，睡眠会对记忆产生良好作用，能把白天的记忆进一步加强，有的还可以把信息条理化，甚至对重大的科学研究给予新的启迪。

作为未来的希望，孩子们应该在轻松愉快的气氛中成长，孩子需要玩耍、游戏……在国外，英国的中小学生 9 点到校，15 点 30 分离校；加拿大的中小学生上午 8 点 40 分到校，11 点 30 分离校，下午 12 点 30 分上课，小学 15 点 30 分离校，中学 16 点 30 分离校；日本的学生也是早上 8 点以后到校。在我国每年都有媒体呼吁，许多城市也开始了行动，现在，上海的小学已开始实行每堂课只上 35 分钟；杭州天长小学已推行了"朝九晚五"的作息时间……北京市曾规定学生到校时间小学不早于 7 点 50 分，中学不早于 7 点 30 分。

但是不争的事实是，国内多数学龄儿童依然普遍睡眠不足，很多中小学生往往在 7 点 20 分甚至 7 点 15 分以前就得到校，要收作业，要打扫卫生，要升旗，冬季还要早锻炼，夏季更有夏季的规矩……最可怜的是那些离校远的学生，坐汽车、乘地铁地上上下下，然后再一路小跑往学校赶。据调查，不少城市的中学生目前大都需要 6 点左右起床，家远的学生更要 5 点左右就起来，有的郊区学校要求学生早上 7 点到校早读，学生起床更早。这么早，人的大脑还处于浅睡眠状态，学生们就要出门往学校赶了，大多数学生是骑车上学，这不得不让人担心他们的安全。

科学常识告诉我们，成年人每天睡眠 8 小时为宜，而处于生长发育期的中小学生需要有充足的睡眠，应当保证小学生每天有 10 小时的睡眠时间，中学生每天要有 9 小时的睡眠时间，这样才能促进他们的身心健康。有关专家指出，中小学生处在长身体的阶段，没有充足的睡眠，对骨骼发育、身体成长有着很大的影响。北大附中校长康健教授也说，现在有不少女孩子瘦弱矮小，这与平时少睡、早起、功课多有很大关系。

2012 年中国和新加坡睡眠协会联合发布健康睡眠报告，报告呼吁称，"关注睡眠品质，关爱儿童睡眠"，专家们指出，睡眠品质才是健康睡眠的关键所在。2012 年世界睡眠日的主题活动是"多睡一小时"。中国睡眠网和适之宝枕工坊的研究人员介绍，将睡眠简单地看做是节省能量的手段是错误的，睡眠实际上不能节省能量，而是给予人必需的一种"睡眠营养"。一般来说，成人需要的睡眠营养是 6～9 小时不等，但是，更根本的问题取决于当夜的睡眠品质。

健康睡眠报告指出，健康睡眠应成为现代儿童身心健康的重要标准，就像宝宝需要足够的钙来使骨骼健康发育一样，良好的睡眠习惯对于孩子的发育同样很重要。孩子在童年缺钙会导致骨骼发育不良，而且骨骼疏松的恶果不会立刻显现，可能要到成年后才逐渐显现出来。同样，孩子在童年缺乏睡眠会阻碍神经的发育，其恶果也不会当时显现，可能会延伸到青年阶段乃至一生。有研究表明，孩子不良的睡眠习惯与其在学校的表现不佳有关，如注意力不足、多动症或学习障碍。长期疲倦的儿童在成年后会继续疲倦，其痛苦是难以衡量的：性格不够柔和，难以应对生活中的压力，缺乏好奇心和同情心，不懂得幽默。总之，健康的睡眠可以强有力地调整儿童的情绪、表现、行为以及个性，应成为现代儿童身心健康的重要标准，健康睡眠的知识更应成为现代父母最应该了解的育儿知识。

经常有家长抱怨孩子日夜颠倒，晚上不睡觉，白天没精神。特别是春节期间玩得比较疯，一到开学孩子生理钟全部都乱了。其实，人体代谢有日夜交替的特点，机体在白天进行分解代谢，夜晚则进行合成代谢。而儿童及青少年的生长主要在夜晚进行，因此，孩子的睡眠质量好坏直接影响孩子的体格、神经和智力的发育。长期缺乏睡眠或睡眠质量低下会导致孩子多种不良身心症状，严重影响其学习和生活。

睡不好在不同年龄段表现也不同，儿童成长过程中的一些睡眠障碍就像感冒一样，相当普遍且每天都可能发生。常见的儿童睡眠障碍包括打鼾、憋气、呼吸暂停、夜惊、梦呓、失眠等。这些因素常会导致他们睡眠不足，进而影响其早期脑发育。不过，在不同年龄阶段，导致儿童睡不好的原因也不一样。

婴儿期主要表现为入睡困难，持续时间短，没有稳定的睡眠规律。这种情形如不及时调整，则可持续到幼儿期甚至儿童期。2~3岁时孩子会出现夜惊、说梦话和梦游等症状。研究表明，夜惊可能是由于生物学及环境因素和孩子认知发育相互作用造成的；而说梦话和梦游多与中枢神经系统发育不成熟有关。4~9岁时，孩子会频繁打鼾、磨牙、做噩梦。这是由于儿童咽部淋巴组织进入了生长高峰，气道变窄易发生感染所致。同时，牙齿发育中恒牙代替乳牙的萌动等也是主要原因。

睡眠质量差，家长也要负责任。很多时候，父母的不良习惯也会造成孩子的睡眠障碍。多数情况下，父母带孩子来看睡眠障碍，最终却发现是自己的不良习惯对孩子的睡眠环境造成了影响，于是直接导致他们睡不好。比如，父母习惯睡得晚，或是习惯于热闹的生活环境，就会让孩子难以入睡。某些父母对孩子期望太高，过早地开发孩子智力，也是导致他们睡不好的原因之一。

没睡好还要看看孩子是不是缺钙。缺钙首先表现为人体功能改变，其次表现为人体结构改变，最后才表现为生化学改变，因此，儿童缺钙很难被察觉。据采访了解，缺钙可以导致众多机体功能亢进。例如，免疫功能亢进会使儿童易患过敏症，肌肉功能亢进会引发抽筋，汗腺功能亢进会引发盗汗，平滑肌功能亢进会引发肠痉挛等。除此之外，缺钙也会导致神经兴奋，表现为儿童易怒和注意力不集中等。

此外，患有肥胖、哮喘和反复呼吸道感染的儿童与其他儿童相比，更容易患上睡眠呼吸疾病。而营养不良的孩子，常有精神不振、烦躁不安等症状，严重时会造成嗜睡与不安交替出现，影响其正常睡眠。值得注意的是，良好的睡眠能保证大脑发挥最佳功能，所以当儿童睡不好时，就会导致他们产生好斗、多动、自我控制能力差、注意力不集中、容易发怒等问题。而严重的打鼾、憋气还可能造成儿童智力发育落后，甚至会引发猝死。

训练孩子培养睡眠的正常周期。首先，初为父母者要懂得孩子睡眠的正常周期，调整他们的习惯，以适应正常的昼夜规律，实现从睡着到觉醒的自动转换。其次，父母应对不当的养育方法予以纠正。如不要让孩子养成抱着、拍着、摇着，或夜间一啼哭就含奶头的习惯，最好与孩子分床睡。要保证睡眠环境不太嘈杂，盖被不要过厚或过薄，睡前不要打骂孩子，不用恐吓方法哄孩子入睡，不让他们听鬼怪故事等。

第六节　儿童睡眠应注意什么？

"睡眠对儿童的健康和整体发育来说是至关重要的。"美国睡眠基金会首席执行官 Richardl Gehula 说，"我们新的调查发现许多儿童并没有获得足够的睡眠，许多儿童存在着睡眠问题。而令人担忧的是这些问题从婴儿时期就开始了。"另一位专家则指出："最常见的睡眠问题包括入睡困难、夜间惊醒、打鼾、拒绝上床、呼吸困难和睡眠时呼吸沉重。另外，30%的儿童至少每晚醒一次。大约14%的儿童在睡觉时经常入睡困难。"

儿童白天的行为通常和他们的睡眠习惯有关。调查发现，大约四分之一的婴儿、学步期幼儿和学龄前儿童在白天有困倦或者劳累的表现，而将近30%的学龄期儿童有早晨觉醒困难。摄食咖啡因和在卧室内看电视是影响儿童睡眠的主要因素。根据美国睡眠调查，26%的3岁及其以上的儿童每天至少喝一次含咖啡因的饮料，喝含咖啡因饮料的儿童的平均睡眠时间少于不喝含咖啡因饮料的儿童，平均每周少睡3.5小时。调查还发现，近三分之一的学龄前儿童，20%的婴儿与学步期幼儿和43%的学龄期儿童喜欢在卧室看电视，他们的入睡时间要比其他儿童晚20分钟，睡眠的时间也短，平均每周要少睡两个多小时。同时大约四分之一的学龄前和学龄期儿童在周末比平时睡得更少。

那么孩子究竟需要多少睡眠时间呢？专家推荐每日最低的睡眠量：婴儿期（3~11个月），14~15小时；学步期（12~35个月），12~14小时；学龄期（3~6岁），11~14小时；学龄期（1~5年级），10~11小时。美国国家睡眠基金会的专家建议，家长应拿出更多的时间来关心自己孩子的睡眠问题，除了引导他们少看电视，尽量少喝含咖啡因的饮料外，关键的是要保证孩子充足的睡眠时间，否则家长将会为孩子不良的睡眠习惯付出代价。

知道了睡眠对儿童的重要性，那么有个好的睡眠应该注意什么呢？

（1）孩子不宜睡大人的枕头。宝宝喜欢模仿大人的样子，穿爸爸妈妈的鞋，睡爸爸妈妈的枕头。其实，儿童枕头强调阶段适用性，每一段时期应采用不同的枕头。根据宝宝头部的发育，随时调整，不可以一个枕头从小用到大，更不可以拿成人枕头给宝宝用。

（2）儿童不宜和大人一起入睡。有的妈妈为了夜里给宝宝喂奶、换尿布省事，或担心宝宝踢被子，图一时方便把宝宝搂在怀里一起睡，或者把宝宝放在两个大人中间睡。专家表示，这样做对宝宝的健康有危害。因为，搂着宝宝睡觉时，大人的头和宝宝的头部挨得比较近，而大人的肺活量要比宝宝大得多，因此，空气中大量的氧被爸爸妈妈夺去了，大人呼出的二氧化碳则弥漫在宝宝周围，使宝宝在缺氧状态下睡眠。成人睡熟后，不断地翻身，也使宝宝容易出现睡眠不安。父母可以让宝宝睡在成人床旁边的小床上，既方便照顾又可使宝宝拥有独立的睡眠空间。

（3）孩子不宜睡软床。宝宝每天有一多半的时间是在床上度过的，床对宝宝的健康发育显得尤为重要。疼爱宝宝的妈妈们更是绞尽脑汁在床上做文章，以为柔软舒适的床就是宝宝甜美睡眠的温柔乡。为宝宝准备一张十分柔软的床，或是将小床铺得软软的，以为只有睡在这样的床上，宝宝才能充分放松全身的肌肉，会睡得安稳、踏实、舒服。床垫产品如果没能有效地支撑身体骨骼，那么再硬的床垫也是软的。反之，如能达到有效地支撑，那么再软的床垫也是硬的。道理很简单，没有支撑的硬床垫，它没办法支撑起人体 S 型脊椎，因为床垫结构是平直的。床垫应该适合孩子，而不是孩子去适应床垫。现在所有成人床垫都在倡导分区支撑，有支撑才是好的，其实孩子每天都在成长的脊椎更需要科学、有效的支撑。

（4）孩子不宜穿厚衣服睡觉。晚上睡觉时，宝宝总是不老实，踢被子是常有的事，这可成了妈妈的烦心事。妈妈生怕宝宝着凉，于是就给宝宝穿上厚衣服睡觉。宝宝穿太厚的衣服睡觉，会使全身肌肉不能完全松弛，不能进入熟睡状态，妨碍生长激素的分泌。因为只有进入了熟睡状态，宝宝的大脑才能分泌出更多的促进生长的荷尔蒙。否则，衣服紧裹在宝宝身上，使呼吸及血液循环不通畅。

第七节　什么影响儿童的睡眠？

睡眠障碍不只是成年人的"专利"，同样也会发生在 2～12 岁的儿童身上。当然，儿童睡眠障碍不如成年人睡眠障碍那样，不是以入睡困难、早醒为主，而是以有效睡眠时间短、睡眠质量降低为主。足够的睡眠和良好的睡眠习惯对儿童的身心健康有重要影响。生理需要的睡眠时间与年龄因素密切相关，但睡眠时间长短和深浅因个体而存在差异。婴儿及儿童可有多种形式的睡眠障碍，如入睡困难、睡眠不安、梦魇、夜惊、梦行症等。

儿童睡眠不足大多是由相关症状如躯体疾病、饥饿、口渴或过饱、养育方式不当、睡眠习惯不良、精神因素和环境因素等引起的。儿童睡眠障碍因多次醒来而缩短了睡眠总时间。少数儿童是因入睡困难或环境因素干扰而无法保证足够睡眠时间。

另外，有人认为经常俯卧姿势睡觉和枕头过高也是儿童睡眠障碍的引发因素。目前儿童睡眠障碍的发病机理尚未清楚，研究结果提示是一种与大脑皮层发育延迟有关的发育性疾病。由于大脑发育延迟而扰乱了正常的睡眠节律，因而出现夜长梦多、睡惊等症状。虽然对大脑发育延迟无根本解决方法，但对引起它发病的危险因素如心理因素抚育不当等，则值得注意。

根据调查，处在不良的家庭环境中，如父母经常争吵、闹矛盾或离异家庭中，儿童睡眠障碍发生率偏高；家庭教养方式不当，如父母教育子女简单粗暴，严厉约束；父母之间教育方式不一致，其中一方过分袒护等都会使孩子精神焦虑、内心矛盾、无所适从，最终心理失衡，成为儿童睡眠障碍的主要危险因素。

怀疑有睡眠障碍的儿童首先要检查有无鼻炎、鼻息肉、扁桃体炎及扁桃体肥大等病史和体征，以便及时治疗与处理。

失眠表现为入眠困难或早醒，常伴有睡眠不深与多梦。失眠是常见的睡眠障碍。失眠可见于下列情况：

（1）精神因素所致的失眠。精神紧张、焦虑、恐惧、兴奋等可引起短暂失眠，主要为入眠困难及易惊醒。精神因素解除后，失眠即可改善。神经衰弱病人常诉说入眠困难，睡眠不深、多梦，但脑电图记录上显示睡眠时间并未减少，而觉醒的时间和次数有所增加，这类病人常有头痛、头晕、健忘、乏力、易激动等症状。抑郁症的失眠多表现为早醒或睡眠不深，脑电图记录显示觉醒时间明显延长。躁狂症表现为入眠困难甚至整夜不眠。精神分裂症因受妄想影响可表现为入睡困难、睡眠不深。

（2）躯体因素引起的失眠。各种躯体疾病引起的疼痛、痛痒、鼻塞、呼吸困难、气喘、咳嗽、尿频、恶心、呕吐、腹胀、腹泻、心悸等均可引起入眠困难和睡眠不深。

（3）生理因素引起的失眠。因生活、工作环境的改变和初到异乡、不习惯的环境、饮浓茶或咖啡等可引起失眠，短期适应后失眠即可改善。

（4）药物因素引起的失眠。利血平、苯丙胺、甲状腺素、咖啡碱、氨茶碱等可引起失眠，停药后失眠即可消失。

（5）大脑弥散性病变引起的失眠。由慢性中毒、内分泌疾病、营养代谢障碍、脑动脉硬化等各种因素引起的大脑弥散性病变，失眠常为早期症状，表现为睡眠时间减少、间断易醒、深睡期消失，病情加重时可出现嗜睡及意识障碍。

儿童睡眠障碍可能随年龄增长而成为成人之后睡眠障碍（以失眠症为主）的主要发生因素。即使是在儿童期，睡眠障碍的负面影响也会使孩子容易产生焦虑不安、注意力不集中、脾气暴躁和品行障碍等。

第八节　自闭症儿童的睡眠有什么特征？

儿童自闭症是一种发病于婴幼儿期的发育障碍性疾病，其主要症状为社会交往障碍、语言交流障碍、刻板重复行为等。有研究认为，自闭症儿童常有睡眠障碍，并表现出不典型睡眠结构。自闭症儿童与正常儿童相比，睡眠潜伏期延长、夜间觉醒更频繁、睡眠效率降低，且有睡眠问题的自闭症儿童其自闭症征象更明显。

自闭症儿童睡眠障碍的一般特征如下：

（1）不愿去睡觉或者不愿躺在床上；

（2）抗拒起床；

（3）在睡觉时间尖叫；

（4）早晨很早醒来或者每天只有几个小时的睡眠；

（5）在夜间起床；

（6）坚持和父母睡同一个房间或者同一张床。

自闭症儿童会因食物过敏、情绪不安、在白天睡眠时间过长等原因引起失眠。便秘也是最常见的影响自闭症儿童睡眠障碍的原因。另外，还有一些较为少见的原因影响自闭症儿童的睡眠，如受到压力、痛苦、挫折或患有疾病。不同的自闭症儿童有不同的睡眠状态。许多自闭症儿童受到睡眠的困扰，如失眠、不规则的睡眠时间等会影响睡眠。有众多的因素，具体是什么就要针对不同的宝宝来说了。

对于睡眠障碍目前没有很好的解决办法，但是父母要遵循一个重要的原则就是保持坚定，这样孩子就会意识到一切抗拒行为都不可能达到目的。

自闭症儿童的家长可以在孩子睡前做下列有助于睡眠的活动：

（1）在睡觉之前一个小时，不要让孩子进行过于激烈的活动。

（2）可以放一些轻柔的音乐或者让孩子静静地坐着观看喜欢的电视节目。

（3）确保在睡觉时间不要有感官上的刺激，如避免不寻常的噪声、味道、情景等。

（4）避免给自闭症儿童喝含有咖啡因的饮品。

（5）确保自闭症儿童的睡房有一个安静的氛围，不要过于刺激，如采用柔和的灯光。

（6）在睡前五分钟提醒孩子，让他们有时间做完他们正在做的事情。

要建立睡觉的连锁反应：自闭症儿童喜欢固定的连锁反应。以下是一个例子：喝东西或者吃零食→在浴盆中洗澡、洗脸、用喷头洗澡→换上睡衣→刷牙→上床→听喜欢的故事、儿歌、歌曲→关灯。家长要给孩子时间学习和意识到连锁反应中的每个步骤，这大概需要四个星期的时间。

孩子会逐渐把一系列的活动和睡觉联系起来。这样做，家长可以训练孩子通过一系列的活动的发生预测结果的能力。如果自闭症儿童还是不愿睡觉，不断起身，就把他送回床上，但是不要太多理睬他。坚持这样做，会让孩子意识到他的抗拒行为是不会有任何效果的。如果自闭症儿童哭喊，先不要予以理睬，直到哭喊一段时间的确有需要安顿，再进行干预，但也不要给予过多关注。如果在此之后孩子继续哭喊，家长一定要等更长时间再采取行动。

第九节 现代的生活方式对儿童睡眠有什么影响？

环境是人类赖以生存的客观条件，也对儿童生长发育具有重大的影响。我国自改革开放以来，人们的生活环境逐渐向现代化、都市化方向发展。现代化减轻了人的体力劳动，都市化使人们远离自然环境。儿童身体活动的机会不断减少、学习时间加长、睡眠不充足以及饮食习惯的改变等使部分体质指标下降，这表明我国急剧发展变化的生活环境对儿童的生长发育产生了一定的负面影响。为此，建议培养学生现代健康意识，深化体育观念和创建适宜儿童活动的生活环境。

一份美国科学家的研究报告说，美国儿童比以往任何时候都更缺觉，1/4 以上的儿童承认自己每周在课堂上至少打一次盹。据美国全国睡眠基金会发表的一篇调查说，许多人由于睡过了头而上学迟到，还有一些人睡眼惺忪地上学。几乎所有小学生（约占 97%）的寝室里都至少有一件电器，如电视、电脑等。将近 30% 的儿童说，他们疲劳得无力锻炼身体。睡眠足够的学生中约有占 4/5 的人学业成绩为 A 和 B。睡眠较少的学生获得较低分数的可能性较大。调查发现，在有课的时候，11 岁儿童平均每天睡 8.4 小时，17 岁的青少年平均每天仅睡 6.9 小时。国家卫生研究院全国睡眠失调研究中心说，学龄儿童和青少年每天应睡 9 小时。越来越多的证据表明，长期缺觉与糖尿病、心脏病等疾病有关。

美国费城儿童医院睡眠中心主任敏德尔说，儿童如果住在有 4 件以上电器的寝室里，那么他在学校打盹的可能性要增加一倍。许多青少年晚上睡觉时仍然开着手机。研究人员说，儿童到达青春期时，其生物钟往往会向后顺延两小时，因而夜里比较警觉，早晨则昏昏欲睡。专家说，足够的睡眠时间因人而异，而且在一生中会有所改变。

英国的研究人员认为，对几乎 2/3 睡眠不足的英国儿童来说，现代生活方式难辞其咎。他们说，到 7 岁时，一些儿童共计缺觉 4500 小时。拉夫伯乐睡眠研究中心的吉姆·霍恩教授说，这种儿童会变得过分活跃且易于烦躁。他把这归咎于一种生活中心的改变，寝室现在已经不是祥和与宁静的休息环境，而是变成了充斥电脑、电视和各种娱乐电器的喧闹场所。

第十节　睡眠质量对学习的影响

根据国外调查资料报道，大部分的人一天睡眠的时间在 7～8 小时之间，平均约 7.5 小时，但是并不等于说"睡眠一定是 7.5 小时或 8 小时"，每天需要睡眠多少时间在同龄人中个体差异很大，即使同一个人夜与夜之间也不一样。

至今还没有一个研究资料能确切地表明，人究竟睡几个小时才适合。一般认为，凡睡眠能使你第二天达到精力旺盛状态进行工作或学习，需要的时间可以由自己定夺。世界上有许多人，他们每天睡 3～4 小时就够了，如爱迪生、拿破仑、撒切尔夫人等，这些人被称为短睡者；也有每天睡 9～11 小时的人，如爱因斯坦等，被称为长睡者。人群中这两例比例不多，只占人口总数的 1%～3%。长睡者和短睡者虽然总睡眠时间相差很多，但他们的睡眠质量（深度睡眠时间）和普通睡眠者是一样的，甚至短睡者的熟睡时间之和占总睡眠时间的百分比还多一些，睡眠质量更高一些。

随着学习和升学竞争的加剧，初三学生面临的压力日益加重。为取得更好的成绩，很多同学往往会自觉或不自觉地压缩睡眠时间。据调查分析显示，"睡眠质量不高"、"作业太多"、"课业负担太重"、"作息时间没有规律"、"学习和考试的心理压力大"等，成为目前初三学生睡眠不足的主要原因，而其中"作业太多"是导致睡眠不足和质量不高的重要原因。

对处于成长发育期的中学生来说，身心健康与学习同等重要。不论是家庭、学校、社会，都应重视学生的健康成长，注重关怀他们身心全面发展，引导学生劳逸结合，处理好学习与休息的关系。

下面给出学生睡眠的心理指导：

（1）阳光是睡眠的好朋友。晒晒太阳可以让学生的身体适应生物钟的调整。家长可在周末带孩子出外走走，享受一下阳光浴，舒缓孩子内心的压抑感。

（2）保持有规律的作息时间。人体有一定的生物钟，不规律的生活和睡眠习惯会破坏这种生物钟而导致睡眠障碍，所以家长要注意让孩子保持规律的作息习惯，早睡早起，睡眠时间尽量保证在 7 小时以上。

（3）享受睡前时光，促使孩子入眠。学生在睡前可以做一些较为愉快轻松的事情，帮助自己尽快入眠。譬如，舒舒服服地洗个澡、阅读喜爱的书籍、听听轻快柔和的音乐等，充分地放松，享受睡前时光，提升睡眠质量。

（4）运动促进身心健康。每天运动 30 分钟，可以促进人体新陈代谢，血液循环，保证我们健康的睡眠、摆脱焦虑心理。因此，家长可多鼓励孩子参与运动锻炼，但要注意的是，睡前尽量避免做运动，睡前运动会干扰睡眠，运动时间最好是在睡前 6 小时左右进行。

（5）自我放松训练。面对学业产生的心理压力，学生要注意调节自我情绪，让自己更多处于恬静、平和的状态当中。在学习之余抽时间到海边玩玩沙子，放松心情，不让消极的情绪影响身心健康的发展。抑或是寻求专业的放松治疗师进行放松训练，调节紧张焦虑的情绪。

一天 24 小时内，个体在生活上呈现周期性的活动——睡眠、进食、工作、排泄，等等，都有一定的顺序，这是由个体的生理机制所决定的。这种决定个体周期性生活的生理作用，称为生理时钟（又称生物钟）。生理时种的形式，除个体生活习惯（如经常上夜班者的生理时钟即与一般不同）外，主要受一天 24 小时变化所决定。例如：一天之内的温度有显著变化，人的体温在一天内也有显著变化，在环境湿度降低而人的体温也降低的情况下，个体就会产生睡眠的需求。每天气温的变化规律，大致是午夜至凌晨五时这一时段最低，人的体温也正好是此时段降到最低，因此，对绝大多数人来说，晚上十一点至翌日早晨六点是睡眠时间。

良好、充足的睡眠对人体健康的影响主要有以下几个方面。

（1）在良好的睡眠状态下，人体内会出现一系列的生理、心理变化，这些变化有助于恢复体力，增强免疫力，也有助于战胜疾病和使身体健康。

（2）良好的睡眠能够协调大脑皮层及骨骼纤维细胞，经过一天的紧张学习或工作，代谢产物大量增加，人便会昏沉欲睡，这时需要通过睡眠来松弛和缓解，有效提高学习效率。

（3）睡眠时，人的大脑神经元素网络重新整合各种信息，以增加学习记忆和思维能力。大脑神经细胞活跃，才能接收各种信息，学习效果更佳。

第十一节　如何改善儿童的睡眠质量？

足够的睡眠是孩子生长发育和健康成长的先决条件之一。在睡眠过程中氧和能量的消耗最少，有利于消除疲劳；内分泌系统释放的生长激素比平时增加 3 倍，有利于生长发育和大脑成熟。

孩子的睡眠时间是否科学，要看睡眠的效果如何。刚出生的孩子还未适应外界刺激的强度，兴奋性低，大部分时间处于睡眠状态，随着年龄的增长，逐渐会减少睡眠的时间和次数。3岁前的孩子仍然很容易疲劳，必须有充足而深沉的睡眠，觉醒后才能精神饱满、情绪高涨、食欲旺盛。反之，孩子睡眠不足，时常感到疲劳，就会反映在他的情绪和行动上，爱哭、烦躁、食欲不好，从而影响身体和智力的发育，所以家长应该妥当地安排孩子的睡眠时间。

孩子睡眠中是否出现异常现象——睁眼睡觉。其症状为睡觉时眼睛半睁半闭。眼睛的睁开与闭合是在神经的指挥下，由几条特殊肌肉（如提上睑肌和眼轮匝肌）的收缩与松弛来完成的。如果睡眠时神经对肌肉的支配作用减弱，眼轮匝肌的张力低，或是提上睑肌松弛不足，都可能导致眼睛闭合不全，留下一条缝隙。某些疾病，如急性面神经炎，也可能引起类似的症候。

中医学将孩子睡觉时的这种情景称为"睡卧露睛"，认为与孩子的脾胃功能失调有关，可通过调理脾胃的途径予以消除。除在中医师指导下内服中药或外贴膏药外，家长还可用按、推、揉、捏等手法刺激孩子身上的某些穴位与部位。

另一种现象为张口呼吸。症状为睡觉时眼睛闭得很好，可嘴却总是张着，而且在呼吸，不时出现轻微的鼾声。孩子睡觉张口呼吸是种病态，对发育和健康都有一定危害，应当寻找原因给予积极纠正。孩子张口呼吸一般是由于某种疾患作祟，如鼻炎、鼻窦炎、扁桃体与增殖体肥大等。正是由于疾病的存在，导致了鼻腔阻塞，使呼吸不得不另寻通道。

张口呼吸的危害有：影响孩子面部的正常发育，导致面容变丑，如鼻根下陷、鼻翼萎缩、牙列拥挤、上前牙突出、腭盖高拱等；同时神情呆滞，缺少表情，医学上称为增殖体面容。时间一长，还会株连智力发育，表现为记忆力下降，反应迟钝，智商降低。

另外，用口腔代替鼻腔呼吸，吸入肺部的空气就不能像通过鼻腔那样变得温和、湿润。一方面，会对气管与肺泡等组织产生伤害；另一方面，还会使口腔黏膜干燥易裂，改变口腔内的正常压力，减弱对病菌的抵抗力，诱发多种口腔疾病。

对于已养成用嘴呼吸习惯的孩子，家长除应及时带孩子到医院诊治外，还可用以下办法矫治：给孩子入睡时戴上口罩，口罩用4层纱布缝制，在纱布中间加一层塑料薄膜。戴口罩时，孩子的鼻子必须露在外面。经过一段时间训练，大多孩子能改变用嘴呼吸的不良习惯。

不久前，上海市儿科研究人员对市内1812名1~6岁孩子的睡眠状况进行调查，结果表明：2~3岁组孩子的平均睡眠时间均明显低于国外同龄孩子，4~5岁组孩子的睡眠总时间与国外相仿；孩子睡眠障碍的发生率为47%，明显高于国外1%~10%的标准，其中梦游（指正在睡眠中的孩子突然坐起来，下床做些无目的的动作，通常发生在入睡后的前2~3小时）的发生率为2%，梦呓的发生率为25%，鼾症的发生率为17%，磨牙的发生率为19%，大于5岁的孩子遗尿症的发生率为4%，梦魇及夜惊（指入睡后不久突然坐起来，惊恐状，数分钟后安静渐入睡）的发生率为12%。这一结果值得引起家长的高度重视。

儿童保健专家分析认为，孩子睡眠障碍的发生和以下因素有关：

（1）遗传因素，如梦游、遗尿、梦呓、夜惊等。父母有睡眠障碍者其孩子有睡眠障碍的概率是父母无睡眠障碍孩子的2.5倍。

（2）入睡的依赖性。家长对幼儿哭醒采取不理不睬的态度，往往会加重幼儿的恐惧心理，从而影响睡眠；相反，幼儿睡眠一有动静即予反应，则很容易导致其形成依赖，以致加重夜睡的症状。

（3）入睡的环境质量差，如噪音、温度和湿度等。太暖会使睡眠变浅；太冷则可由睡转醒。

专家指出，孩子睡眠障碍与大脑皮层发育不成熟或精神创伤、心理紧张等因素密切相关。夜惊、尿床、梦游是深度睡眠的常见情况，一般不需要治疗，随着年龄的增大，大脑皮层抑制功能逐渐完善，症状可自行消失；孩子暂时性失眠（俗称"睡不着"）往往是由于情绪变化引起的，不必使用催眠药。

睡眠质量的好坏直接影响孩子身体和大脑的发育。良好的作息习惯和睡眠卫生（包括睡觉时不要开着灯，室内空气流通，睡姿正确，睡前不要吃过多的东西，等等），能够促进大脑正常发育并得到充分休息。帮孩子放宽心，排除了生理和身体上的因素，父母们就要尽量避免那些可能引发夜惊症的事情发生，从客观上解除孩子心理的压力。同时，以讲故事、做游戏的方式，对孩子进行有针对性的心理疏导，让他们解除焦虑、放松身心，培养他们坚强的意志，开朗的性格。在上床后，家人亲切地陪孩子说说话，或共同听一段轻松的音乐，也往往能让孩子心情愉快地入睡，这是避免夜惊的好方法。

白天适度增加孩子的运动量，不仅可以增强体质，还能促进脑神经递质的平衡。而且孩子白天的活动多了、累了，晚上也容易睡得深，提高孩子的睡眠质量。

对有睡眠障碍相关症状的儿童，还应注意调整睡眠姿势和枕头高低，以保持良好睡眠姿势（侧卧位）和枕头的适宜高度（10厘米左右）。

白天常打瞌睡的儿童，夜间睡眠时间会缩短，这是由于紊乱而片段化的睡眠反复觉醒而打断睡眠，易引起夜间睡眠不安、睡眠时间不足。所以，对白天经常打瞌睡的儿童要寻找原因，采取对策，加以纠正。

养成良好的睡眠习惯，对儿童是很重要的，影响到学业、事业，甚至其人生，因此良好的睡眠对儿童来说是至关重要的。

1. 助孩子培养良好的睡眠习惯

（1）每天都要让孩子准时睡觉，准时起床。

（2）床是用来睡觉的，不能让孩子在床上看电视或者是看书。

（3）白天要适当做体育活动，但在睡觉前不要锻炼。

（4）睡觉前不要饿肚子，但也不要吃得太饱。

（5）睡觉前不要喝太多水或饮料。

2. 做好睡眠准备

睡前忌进食、饮用刺激性饮料、情绪过度激动、过度娱乐与言谈，保证心情的平稳与安适。

3. 注意睡姿

身睡如弓效果好，向右侧卧负担轻。研究表明，"睡如弓"能够恰到好处地减小地心对人体的作用力。由于人体的心脏在身体左侧，向右侧卧可以减轻心脏承受的压力，同时双手尽量不要放在心脏附近，避免因为噩梦而惊醒。此外，不要蒙头大睡或张大嘴巴，睡时用被子捂住面部会使人呼吸困难，导致身体缺氧；而张嘴吸入的冷空气和灰尘会伤及肺部，胃部也会受凉。

4. 选择舒适的睡眠用品

舒适睡眠的第一要素是要选择一个适合自己的好床垫，因为好的床垫不仅可以有效支撑身体的压力，还可以缓冲在睡眠中因为翻身造成的震动。

5. 努力营造适于睡眠的环境

睡眠时光线要适度，周围的色彩尽量柔和，通风但不能让风直吹，尽量防止噪音干扰。由于一部分青少年儿童可能生活在集体宿舍，因此营造好的睡眠环境也需要青少年儿童发挥人际沟通与协调能力，使得不同生活习惯的人都能大致协调同步。

第 六 章

外部环境与睡眠

第一节 芳香花卉对睡眠的影响

红楼梦第九十七回，宝玉在婚礼上揭开新娘的盖头，发现竟然不是朝思暮想的林妹妹，顿时旧病复发，昏晕起来。家人连忙"满屋里点起安息香来，定住他的魂魄"。安息香，载于唐代的《新修本草》，是安息香科植物青山安息香或白叶安息香的树干受伤后分泌的树脂，有开窍避秽、行气活血的功用，常用来治猝然昏迷、心腹疼痛等病症。可见，安息香是提神的，并不是如香的名字一样有安神入眠的效果。

那么什么熏香是有助于睡眠的呢？据悉：薰衣草有助于睡眠，所以可以使用薰衣草改善睡眠。纽约大学医学中心研究发现，向麻醉面罩喷洒薰衣草油可降低手术麻醉药量。美国和德国专家研究还发现，薰衣草可以缓解头痛，效果与止痛药一样好。日常生活中，很多人习惯将薰衣草花塞进枕头里。早期研究发现，薰衣草有助于人们进入深度睡眠状态。英国和韩国近期研究发现，薰衣草花有助于缓解轻度失眠症。

薰衣草治疗失眠功效最佳。用薰衣草制作香枕，可以有效改善人们的睡眠质量，具有安眠、镇静、抗抑郁的功用，净化心绪，解除紧张焦虑，舒解压力，松弛神经，帮助入眠。

薰衣草还有其他的功效：①皮肤方面：治疗面疱、蚊虫叮咬、烧烫伤、皮肤炎、湿疹、发炎、干癣，去疤痕，美白亮肤；②神经系统方面：缓解焦虑、沮丧、神经衰弱、刺激、敏感、心悸，安神镇定，安眠，治抑郁；③脑部方面：缓解耳痛、头痛、偏头痛、鼻喉感染；④消化系统方面：缓解绞痛、胃肠胀气、胃肠炎、消化不良、反胃；⑤呼吸系统方面：预防流行性感冒、支气管炎、气喘、黏膜发炎、喉炎；⑥妇科方面：调理月经不调、白带不正常，治阴部瘙痒、杀菌消炎；⑦肌肉方面：缓解肌肤疼痛、扭伤挫伤。

除此之外，花卉在治疗失眠时也是有很大的作用的。花卉"疗法"是指通过间接的方法来改善睡眠，即通过栽培（体力消耗）、欣赏花卉（鼻闻花香、品尝花肴等），继而起到提高睡眠质量的一种治疗方法。它的机理体现在：

（1）栽培花卉的运动健康作用。栽培花卉是一种运动或体力劳动。栽培花卉时，需要翻土、刨地、运肥；等到花卉出土，就要浇水、施肥、剪枝。这些都是运动，有利于锻炼身体，舒筋活血，更有利于健康和睡眠。

（2）种花赏花的调节作用。在庭院内外种花、养花，可以美化环境、净化空气，花卉的色彩缤纷、千姿百态，能使人们赏心悦目、消除紧张、缓解疲劳、调节神经、安定心神而促进睡眠。

（3）花卉香气的开窍作用。花的香气四溢，使人有愉快、高兴、陶醉、活动、希望、放松、舒畅和清醒的作用。不同的花卉可产生不同的香气，气味通过嗅觉神经传递到大脑，能产生"沁人心脾，开窍醒脑"之效，并使全身气血流畅，心舒意爽，自然可调节人体的各种生理功能。

（4）花卉菜肴的营养、催眠作用。中医中有药、食同源的说法。用花卉做菜肴，其色艳味美，有很好的防病治病作用。其中菊花、枸杞、牡丹、向日葵、茉莉花等均有镇静催眠的作用。

（5）花卉不同，作用不同。天竺花能镇静安神，是治疗失眠的好花；薄荷花、菊花、茉莉花对思虑型失眠有效；兰花、水仙花、百合花、莲花对多梦、烦躁、易怒型失眠效果不错；牡丹花、桃花、梅花、郁金香、黄花、紫罗兰、桂花、迎春花则对伴有抑郁的失眠有疗效。

第二节　蒙汗药为什么能造成人深度睡眠？

蒙汗药是用曼陀罗制成的一种药物，古代麻醉效果最强的一种，可阻断人的副交感神经，也可用做人中枢神经系统的抑制剂。将配制好的蒙汗药掺和在酒水里，一可遮味儿，二可提高麻醉效果。用曼陀罗制成蒙汗药，是何人何时发明的，尚不知，但古书中有关此药的记载颇多。

首先，该药药性极强，人服用后可迅速导致昏迷，经过一段时间后方有苏醒的可能。这中间有何事发生，则浑然不觉。

其次，该药能够溶于酒水之中，但下了药的酒颜色发浑，味道变苦，因此只要有经验，警惕性高，人是可以发现的。

最后，根据传说和小说中记载，和很多著名毒药一样，蒙汗药是有解药的。用冷水喷面或强灌特制的药汤，就能使人体内的药性很快散去，苏醒过来。蒙汗药为粉末状，放在酒里，呈悬浮液，酒色显得浑黄。蒙汗药与酒配伍，麻醉效果更佳，药力见效快。

我国最早一部医书早已将蒙汗药明确记载为"神仙醉、押不芦、曼陀罗等药食之令人轻身通神见鬼"。这里的通神见鬼是指产生各种幻觉。

曼陀罗原产于热带及亚热带，我国各省均有分布。它喜温暖、向阳及排水良好的沙质土壤，主要危害棉花、豆类、薯类、蔬菜等。曼陀罗的根部有麻醉和迷幻效果。

第三节　牛乳和茯苓霜为什么能促进睡眠?

《红楼梦》第六十回中写道:"……只有昨儿有粤东的官儿来拜,送了上头两小篓子茯苓霜。……这地方千年松柏最多,所以单取了这茯苓的精液和了药,不知怎么弄出这怪俊的白霜儿来。说第一用人乳和着,每日早起吃一钟,最补人的;第二用牛奶子,滚白水也好。我们想着,正宜外甥女儿吃。"

书中还详细介绍了茯苓霜(碾碎的白茯苓末)的服法:即用牛奶或滚开水将茯苓霜冲化、调匀,于每日晨起吃上一盅(净含量约 20 克),其滋补效力最佳。茯苓中含有大量人体极易吸收的多糖物质,能增强人体的免疫功能,对久病、体弱、老年人均有帮助。

茯苓是寄生在松根上的真菌。它长在 20～30 厘米的地下,菌核呈球形或不规则块状,大小不一。茯苓虽其貌不扬,但它是一味著名的中药。为了入药方便,人们为它的每个部位都起了相应的名字:外表被覆的一层褐色外皮叫茯苓皮,断面靠外淡红色疏松的一层叫赤茯苓,内部白色致密的部分称白茯苓。还有些茯苓中间有一道松根穿过,靠近树根的部分称茯神,中间的树根则叫它茯神木。

白茯苓可健脾,对那些久病瘦弱、食欲不振或兼有体倦乏力、腹泻的气虚脾弱病人有扶脾益气的作用,而且药性平和。白茯苓可与人参、白术、甘草合用(称四君子汤),主治脾胃气虚、运化不利,以疗效稳健著称,后世的许多补气益脾的方剂都依此方而来。赤茯苓和茯苓皮能利尿消肿,可用于水肿胀满、小便不利、眩晕心悸等症,多与白术、猪苓、泽泻、桂枝配伍，称五苓散，是中医治疗各种水肿的基本方剂。茯神有扶脾、养心安神的作用，因思虑过度、劳伤心脾导致失眠多梦、虚烦易惊、健忘等症的病人，可选用以茯神、人参、当归、龙眼肉等配制的归脾汤（丸）治疗。茯神木则主要用于舒筋活络。

第四节　感冒及感冒药对睡眠的影响

睡眠是治疗感冒的最好药物。

每个人都患过感冒。据有关统计资料表明，约85%的人平均一年要得三次感冒。感冒不仅影响人们的生活和工作，而且直接危害身体健康。如果不及时采取措施，还会产生许多并发症，甚至危及生命。患感冒的人都想马上把病治好，追求所谓"特效"药。其实，感冒是没有"特效"药的。事实上，现在治疗感冒的药物只能使患者减轻症状。但对病毒引起的感冒，治疗药物几乎是无能为力的。现在人们习惯用抗菌药治疗感冒，而且越用越升级，这只会产生对人体健康有害的副作用。

如果感冒了，或者感觉要感冒，不妨美美地睡一觉，第二天就会感觉好很多。因为睡眠是人体免疫的修复过程。睡眠好了，免疫机制必然会增强。

国际上很多研究表明，睡眠不足7小时的人，感冒几率增加3倍。睡眠不足的男性接种流感疫苗后，免疫反应失常，接种后10天内，其抗体水平只有常人的一半。而凌晨3点到早晨7点睡眠质量不高的人，免疫细胞活性降低23%。

如果感冒后睡眠充足，则感冒症状一天内会明显得到缓解，但感冒后继续工作一天，病程会延长三天。因此，感冒后一定要睡个好觉。时间没有标准要求，一般以次日醒来的个人感觉为准，如果感觉精力充沛，头脑清醒，就说明睡够了。

因此得了感冒的人，没有必要过多地服用药物，但应注意多喝白开水。英国的汉堡博士在 50 年前即认为："对感冒最有帮助的是睡眠。"现代医学专家称睡眠是感冒患者的良药。实践证明，当人睡眠减少、劳累过度、寒冷刺激时，抵抗力随之下降诱发疾病，感冒即是这类疾病之一。如果使睡眠增加，人体免疫力也随之加强，所以，睡眠是一种有效的治疗方法，对感冒效果尤佳。充足的睡眠也有助于缓解感冒症状，帮助患者早日康复。所以，感冒后一定要睡个好觉。从一定意义上说，睡眠也是治疗感冒的一剂良药。

这也是许多治疗感冒的药物含有让人睡眠的成分的原因。

第五节　催眠曲真有那么神吗？

《清心咒》是在好多武侠书或武侠剧里出现过的，当某人烦躁或有了魔心时，听了《清心咒》就会平静下来，甚至睡着。

《清心咒》是明朝智真法师所传，也是唯一一个除了古佛经以外由后人自创的咒语，功用为清心定神，去烦止恶。"清心咒"还有其他名字，如清心普庵咒，普庵二字是源自古琴曲《普庵咒》，其乐谱最早见于明朝嘉靖或者万历年间的《三教同声琴谱》，因为此曲演奏时多用撮音，所以乐曲显得庄严肃穆，往复回环，有江南丝竹曲的特点。本咒出自《禅门日诵》，为必读咒语之一。经云：八地菩萨以上乃可自说咒语（参见《楞严经·卷六》《大正藏》第十九册页 129 下）。

其实，这首《清心咒》曲子就相当于小时候妈妈唱的摇篮曲，也就是催眠曲，当妈妈用柔和的声音唱着曲子，再用手轻轻地拍着你，伴着你进入梦乡。

音乐不是一种单纯的消遣，它或是对于心灵的一种理智上的裨益，或是镇定灵魂的一种抚慰。

我们也许都有过这样的体会，在高兴时常会情不自禁地哼起歌来，而当遇到情绪烦躁或者精神苦闷时，听到旋律优美、节奏平衡的音乐后，会感到自己心情舒缓很多。

在春秋战国时期，《左传·昭公元年医和汉乐》中就已经谈到音乐对身心健康的影响，"烦于淫声，堙心耳，及忘和平，君子勿听也。至于烦，乃舍也易，天以生疾。君子近琴瑟，以仪节也，非以心也"。元代名医张子在治疗情绪低落、颓废和不自信的病人时，常请艺人来唱歌伴舞以调节情绪，并在针灸时请艺人边演奏边唱歌转移病人的注意力。古埃及的巫师则利用祈祷和吟唱来减轻孕妇分娩的痛苦，而且行之有效，被称为是"灵魂的医生"。《圣经》中的《旧约全书》中也曾记载大卫通过演奏竖琴为所罗门王治病的故事。

现代音乐治疗起源于二战期间。当时美国军队的医生发现，聆听音乐不仅能改善伤病员的情绪，同时也能降低病人感染率和死亡率，这一现象引起了世人的关注。最初，音乐家和临床医生们尝试将音乐用于临床治疗中，并通过临床研究证实其安全和有效性。之后，随着心理学、生理学、神经生物学、声学等多学科专家的介入，从音乐情绪情感反映到音乐引发人体各系统生物学效应，从音乐心理学到音乐神经生物学研究，使音乐逐渐成为疗法。

作为一门艺术，音乐能给人们带来巨大的精神享受，但音乐治疗却与音乐欣赏不同，它的目的是调节人体身心状态，通过改善症状，提高生存质量。因此音乐治疗的对象主要是存在身心症状的亚健康状态者和临床病人。当然也会有一些健康人以维护健康为目的来寻求音乐治疗。鉴于音乐治疗关注的是人的身心两方面的整体调节，强调改善症状，提高人体自愈能力和生存质量，而不是针对病原体和病灶。因此，音乐治疗作为综合疗法的一部分或康复治疗方法之一，可广泛用于临床各科病人。作为单独的治疗方法，音乐治疗主要用于功能失调和身心疾病患者（如功能性高血压、功能性胃肠病）以及睡眠障碍、心境障碍（如抑郁焦虑性障碍）和自闭症等精神障碍患者的治疗。

另外，不良生活方式、社会及职业压力和环境污染等问题引发的"亚健康状态"已成为世人关注的热点。"亚健康状态"是指机体虽无明确的疾病诊断，却过早表现出疲劳增加，活力、反应能力降低，适应能力减退；躯体症状主要表现为疲劳、睡眠障碍、疼痛、便秘或腹泻等；心理症状主要表现为强迫、敌对、焦虑和抑郁。这些亚健康身心症状都能通过音乐治疗得以改善。

传统的音乐治疗是以心理救治和方法为基础，运用音乐特有的生理、心理效应，使求治的人在音乐治疗师的共同参与下，通过专门设计的音乐，经历音乐体验，达到消除心理障碍，恢复或增进身心健康。

人的情绪活动和大脑功能关系密切，在判断音乐正负情绪成分的任务中，右半球起主导作用。国外学者采用脑认知成像技术，进行了人类音乐感知大脑认知活动的特征分析研究。结果显示，音乐与语言的脑功能区是分离的；左脑在音乐时间序列、节奏辨别等方面起作用，右脑则在音高、旋律、和声感知处理过程中起优先和主导作用；大脑两半球间及半球内各脑区间有相互的协同作用。

另外，当受试者听可产生愉快情绪的音乐时，左侧大脑的额叶激活，而恐惧和悲伤的音乐则显示右侧大脑额叶激活。激活程度与情绪强度相关的部位，还包括海马旁回和额叶区。音乐引起被试者产生愉悦高峰体验时，腹侧纹状体、中脑、杏仁核、眶额皮层和腹侧内侧前额皮层（MPFC）激活。这些部位能影响支配人体内分泌和内脏器官活动的下丘脑。通过神经体液的调节，促进人体分泌相关激素、酶与神经递质，从而发挥它们的生物学效应。

也有各种专门设计的音乐，可达到消除心理障碍，恢复或增进身心健康的目的。良好的音乐刺激可经听觉直接作用于大脑边缘系统、网状结构、下丘脑和大脑皮层，产生调节患者精神状态的作用，缓解患者的抑郁和焦虑情绪，改善头痛、失眠、胸闷、心悸等症状。

舒缓的音乐是有助睡眠的，从准备睡觉开始就听一些镇定舒缓的音乐，如《二泉映月》、《渔舟唱晚》等乐曲，当然，如果换成平时喜欢的流行音乐也可以，但要选节奏舒缓且没有伴唱的音乐，听的时间不要超过半个小时。

临睡前，听一些柔和、单调的音乐可能有一定的效果。听到好的音乐，就像一个夏夜乘凉的孩子坐在老槐树下静听老祖母讲述美丽的神话故事那样，或者像阳光下的海滩，叫人心旷神怡，暂时忘记烦恼，心情放松，从而安然入睡。

第六节　舒适的睡床对睡眠的影响

人的一生中，有三分之一的时间与床共眠，没有一种家具像床一样跟人的关系那么长久，那么密切。充足的睡眠，可以带来精神和活力，恢复身体机能运作和朝气，令身心舒畅。床质量的好坏直接影响到人的睡眠与健康。

古人对床是热衷的，对床也是有讲究的。苏州有个床的博物馆，里面有各种各样的床，非常漂亮精美。其中以拔步床为最。

拔步床，又叫八步床，是体型最大的一种床。拔步床在《鲁班经匠家境》中被分别列为"大床"和"凉床"两类，其实是拔步床的繁简两种形式。拔步床为明清时期流行的一种大型床。

拔步床的独特之处是在架子床外增加了一间"小木屋"，从外形看似把架子床放在一个封闭式的木制平台上（这种平台北京或称"地平"），平台长出床的前沿二三尺，平台四角立柱，镶以木制围栏，有的还在两边安上窗户，使床前形成一个回廊，虽小但人可进入，人跨步入回廊犹如跨入室内，回廊中间置一脚踏，两侧可以安放桌、凳类小型家具，用以放置杂物。这种床形体很大，床前有相对独立的活动范围，虽在室内使用，但宛如一间独立的小房子。

拔步床是古人对睡眠的重视，也体现了床对人的重要性。现代人对睡眠的床也是很看重的，于是就有了水床。

水床是利用水的浮力原理而设计创造的。医学专家认为：水床完全符合人体生理曲线，无论如何变换睡姿，都真正实现了床垫与人体的紧密贴合，使颈椎、腰椎不再悬空，均匀支撑全身重量，减轻身体自重对脊椎、肌肉、微血管和神经系统的压力，有效构成健康的符合国际标准的水床垫微循环，并对脊柱起到特别护理作用。

其实，不论什么床，只要自己认为合适就可以，不过，最健康的床是硬板床。

第七节　香烟对睡眠的影响

烟草起源于中南美洲、大洋洲和南太平洋的一些岛屿。目前发现有66种，被栽培利用的仅有2种，即普通烟草（N. tabacum. L.，又叫红花烟草）和黄花烟草（N. ustica L.）。美洲印第安人栽培利用烟草最早。

　　烟草对大脑的影响有哪些呢？烟草中的尼古丁通过肺黏膜和口腔黏膜扩散到全身，进入大脑之后，尼古丁能模仿乙酰胆碱这种中枢神经传递物质作用，同许多神经元表面的尼古丁受体结合在一起。尼古丁对中枢神经系统具有刺激作用，在"奖赏回路"内作用尤为明显。它能通过激活相关神经来释放更多的多巴胺。而烟草中所含的哈尔明和降哈尔明则能通过一直分解酶的活动，使神经突触内的多巴胺、血清素和去甲肾上腺素保持在高浓度水平。随着多巴胺、血清素和去甲肾上腺素保持的作用得到强化，人的清醒程度就更强、注意力更为集中，从而更能缓解忧虑，忍耐饥饿。

　　香烟，是烟草制品的一种。制法是把烟草烤干后切丝，然后以纸卷成长约 120 毫米，直径 10 毫米的圆桶形条状。吸食时把其中一端点燃，然后在另一端用口吸吐产生的烟雾。雪茄是以烟草卷成圆桶形条状吸食。香烟跟雪茄的主要分别在于香烟体积较小，烟草经过炼制和切碎。香烟最初在土耳其一带流行，当地的人喜欢把烟丝以报纸卷起来吸食。在克里米亚战争中，英国士兵从当时的鄂图曼帝国士兵中学会了吸食方法，之后传播到不同地方。

　　吸烟族中慢性气管炎、肺气肿、肺心病甚至癌症等疾患与长期在人体水分失衡状态下吸烟有着直接关系。水是生命之源、人体之本，是焦油的天然克星。水可以将吸烟过程中产生的大部分有害物质通过尿道排出体外，在人体水分失去平衡的状态下，人体的心、肺、脾、肝、肾等多个脏器器官无法发挥正常的功能。早晨起床后、大汗淋漓时、运动之后或是口渴时，人体水分已经失去平衡，此时，人体的第一个需求是补水，而不是吸烟。

　　吸烟的人都觉得香烟能提神，让人精神，那么，香烟真这么大作用吗？提神，能够减轻压力，特别是压力很大的时候抽烟，感觉会好点；刺激兴奋，特别是心情不好的时候抽烟，心情会好很多。坏处就是有害健康。吸烟对药物代谢的影响主要体现在两方面：一方面，香烟中的尼古丁进入人体后，会对肝脏中的代谢酶系统造成影响，使药物代谢的过程加快或变慢，从而使血液中药物的有效浓度降低或升高，进而影响疗效；另一方面，尼古丁还会造成药物的代谢产物不能及时排出，导致药物蓄积中毒。

吸烟能提神，那么，它就有碍睡眠了，尤其是当你因睡眠而烦恼时，你吸烟就更加阻碍你的睡眠，所以，睡眠不好的人就更要少吸烟或者干脆戒烟。

第八节　红葡萄酒能促进睡眠质量吗？

酒的化学成分是乙醇，一般含有微量的杂醇和酯类物质。食用白酒的浓度在 60 度（即 60%）以下，白酒经分馏提纯至 75% 以上为医用酒精，提纯到 99.5% 以上为无水乙醇。酒是以粮食为原料经发酵酿造而成的。我国是最早酿酒的国家，早在 2000 年前就发明了酿酒技术，并不断改进和完善，现在已发展到能生产各种浓度、各种香型、各种含酒的饮料，并为工业、医疗卫生和科学试验制取出浓度为 75% 以上的医用酒精和 99.5% 的无水乙醇。

早初的酒应当是果酒和米酒。自夏之后，经商周、历秦汉，以至于唐宋，皆是以果实粮食蒸煮，加曲发酵，压榨而后才出酒的，无论是吴姬压酒劝客尝，还是武松大碗豪饮景阳冈，喝的都是果酒或米酒。随着人类的进一步发展，酿酒工艺也得到了进一步改进，由原来的蒸煮、曲酵、压榨，而改为蒸煮、曲酵、馏，最大的突破就是对酒精的提纯。

数千年来，中国的酿酒事业在历史的变迁中分支分流，以至于酿造出了许多具有地方特色，能反映当地风土人情的各类名酒，不同地域和不同民族的酒礼酒俗，无不构造出一个博大的渊深的名酒古国。

酒是由米、麦、玉米、高粱、蜂蜜等和酒曲酿成的一种饮料，我国各地均有生产，因原料、酿造加工、贮藏等多种条件的不同而有很多种类。从制法分，酒有蒸馏酒和非蒸馏酒两大类，前者可见于一般的白酒；后者有米酒、黄酒、葡萄酒等。

饮少量乙醇含量较低的酒（10%左右），可使唾液、胃液分泌增加，促进胃肠消化和吸收。乙醇在胃肠道中吸收迅速，低浓度酒较高浓度酒易于吸收。进入体内的乙醇绝大部分被完全氧化，放出热量，少量未被氧化的乙醇，主要通过肾、肺排出。中等量的乙醇可促进血液循环、扩张皮肤血管，故常致皮肤红润而有温暖感，但不能持久，最终使热量耗散。乙醇能使大脑抑制功能减弱而显示出较长时间的兴奋现象。非蒸馏酒有不同程度的营养补益作用。

葡萄酒是用新鲜的葡萄或葡萄汁经发酵酿成的酒精饮料，通常分红葡萄酒和白葡萄酒两种。前者是红葡萄带皮浸渍发酵而成的；后者是由葡萄汁发酵而成的。

许多人尤其是女性朋友都知道当睡眠不好时，喝一杯红酒，也就是红葡萄酒，既美容又有助于睡眠。

红葡萄酒由葡萄酿造而成，其中含的酒精和丹宁本身就有抑制细菌生长的作用，它所含的维生素C、维生素E、胡萝卜素和奥利多元素，都具有抗氧化功能，可以有效防止人体机能老化、白内障、免疫障碍、动脉粥样硬化、心血管和脑血管病变及癌症，特别是红酒中由葡萄皮和籽释放出来的酚类物质，如丹宁、红色素、黄烷醇类物质是比维生素E还强的抗氧化剂，不仅能减少糖尿病的发生，对高血压、脑中风、心肌梗死、癌症、关节炎等患者也有一定益处。有一位英国专家曾专门做过大样本的实验，论证了这个结果是正确的。因此，适量饮用红酒，对健康有一定的益处，也有助于睡眠，但饮酒过量是绝对有害身体的。

第九节　你所不知道的硬质枕头

在收藏里都见过古人的精美的瓷枕和细腻的玉枕，可见古人对睡眠时的枕头是多么的重视。

枕头的作用就是在睡眠时保证人体颈部的生理弧度不变形。专家指出，颈椎位于人体脊柱最上端，包在颈内，由 7 块椎骨组成。所谓生理弧度即是由这 7 块椎骨形成的一个圆滑的、凸向前方的弧形。

枕头选择不当，直接影响睡眠。所谓"高枕无忧"的说法其实并不科学。枕头太高，无论以什么姿势睡觉，都不能保持颈椎正常的前凸弧度，都会加重颈椎负担。若出现颈部酸痛、头痛、头晕、耳鸣及失眠等神经衰弱症状，或是睡到半夜感到手麻、脚麻，那可能就是枕头太高了。

枕头过低则使头部充血，造成眼睑和颜面浮肿，而且下颚会因此向上抬，容易张口呼吸，出现打鼾的情况。枕头太低、不枕枕头或枕头太软也会造成颈部与肩部酸痛。专家认为，无论仰睡、侧睡，选择能保持颈部正常生理弧度的枕头最好。

过硬的枕头弹性差，枕下去不易变形，枕头会让脖子窝住，使呼吸道的角度改变，呼吸不顺畅，加重打鼾的程度。

因此，对打鼾的人来说，要选择软硬适度的枕头，如荞麦皮的枕头。如果习惯睡硬枕头，喜欢仰卧的人在选择枕头时，将虎口向上握拳，枕头的高度等于竖着的一拳高为宜。

总是习惯侧卧睡眠的人，要根据自己的肩膀宽度选择，让枕高度等于一侧肩膀的宽度最为合适。

同时要注意，打鼾的人选择弹力过强的枕头，如弹簧枕、气枕等也不好，这样头部不断受到外加的弹力作用。

对枕头的要求是很细致的，要有合适的温度、高度和硬度。

温度：人入睡以后头部温度一般在 34℃ ~ 34.5℃，比体温要低几度，如果头部温度过高就不易入睡。所以不同纬度、不同季节，人们选用的凉枕、暖枕也有很大差异，一般人在夏季往往在枕头上加一块凉席，可以降低头部温度。所以选择枕头要符合地区和时令特点，使头部保持最佳的睡眠温度。

高度：无论仰睡还是侧睡，最好选择能保持颈部的正常生理弧度的枕头，成人以仰卧或侧卧时枕高 15 厘米为宜。高枕使颈椎过于前曲，颈部软组织过度紧张、疲劳，易发生落枕，久而久之还会造成颈部的骨骼出现形态上的改变，如生理弯曲变直、反张。有人喜欢无枕睡眠或者枕头过低，这样也不好，会使头部充血，容易造成眼睑和颜面浮肿，并且下颚会因此向上抬，容易张口呼吸、打鼾。

硬度：过硬的枕头，与头的接触面积减少，压强增大，头皮会感到不舒服；而枕头太软，难以保持一定的高度，会导致颈肌过度疲劳和影响呼吸的通畅，不利于睡眠。枕头只有柔软又不失一定硬度，才能减少与头皮之间的压强，又保持不均匀的压力，使血液循环，可从压力较小的地方通过。此外，人的头形也与最初用枕有关，初生儿枕头要软硬适中，并注意不时调整头部角度，以免长大后头形不好。

所以说，选择一款适合自己的枕头也是很重要的。

第十节　梳子也能促进睡眠吗？

现在许多电视剧、电影，尤其是女人戏里，她们夜晚烦心睡不好，就用精致的梳子梳头，去烦、静心、助眠。大量事实表明：睡前梳头对血液循环好，而且让人的大脑放松，能够很快地入睡。

一些宫廷养生书籍也记载了通过梳头来改善睡眠的方法。在今天，很多人也比较重视梳头的作用，尤其是传统中医特别推崇梳头对睡眠的作用。

1. 梳头对睡眠的作用

在中医看来，头部有很多诸如太阳穴等非常重要的穴位，而且人体内能够运行气血、滋养身体、增强身体免疫力以及维持血液循环的经脉都和人的头部有着直接或者间接的联系。因此，梳头等于是对头部进行按摩。通过对头部的这种特殊的按摩，作用于头部的穴位，使得大脑内的血管扩张，增加血液流量。因此，常梳头使大脑日常睡眠保健供血充分，保证大脑有足够的氧和营养，从而起到减少大脑疲劳、促进大脑发育、延迟大脑退化的功效。因此，如果在睡觉之前梳头，可改善睡眠质量。另外，在早上清醒之后梳头，还能够起到促进大脑清醒的作用。

2. 梳头应该注意的问题

梳头也不是拿一个梳子在头上随便梳几下就好了，梳头也有一定的技巧。

梳子的选择。梳子最好选择木质的，尽量不要选择化学材料的，因为化学材料的梳子容易产生静电，损害头发。梳子上面的齿要疏密适当，不要过疏，也不要过密。过疏起不到梳头的效果，不但头发梳理不好，按摩的作用也不理想；过密的话则会对头发造成伤害。另外，除了木质的以外，还有一种铁质的梳子，梳子上面每个梳齿顶端都有一个小铁锤，这些小铁锤就是用来按摩的，按摩的效果比较好。

梳头的技巧。梳头的时候要注意梳头的速度，不要太快，也不要太慢。太快容易损伤头皮，太慢则没有按摩的效果，因此，要速度适中。另外，梳头所需力量的大小也要好好把握，力度不要过大，但一定要注意能够达到按摩的效果。还有，梳头的次数可以每回50～100下。

梳理头发可以促进头皮的血液循环、疏通经络，还能清理依附在头发上的脏物和浮皮，使头发柔软而有光泽。但是，前提是要正确地梳头，头发才会更加强韧有弹性。如果用力过猛，一味追求刺激头部穴位，反而会使头发变得脆弱。太用力地梳头还会造成发梢分叉，尤其是油性发质更不能用力过大，这样会刺激皮脂增加分泌，有可能因此导致头皮屑的出现。

梳头的时候要用力平均，让梳齿轻轻接触到头皮即可，绝不要太用力刮梳头皮，或让梳齿划破头皮。选择水磨过的木梳或水牛角梳比较好。水磨过的木梳表面比较光滑，可以减少对头发的伤害；而水牛角梳可以活血。

还有一点，梳头用的梳子清洁与否，也是非常重要的。有许多头皮问题都是由梳子做媒介传染的，因为污垢留在梳子上时间一久，会发生化学变化，所以梳子要勤洗。

第十一节　优美的环境为什么能促进睡眠？

古人最讲究居住依山傍水，睡眠头东脚西，这样有利于养生，但是现代人却有不同的看法。

现代人认为，头朝南或南北睡眠，有益于健康。地球是一个大磁场，磁力线贯穿南北。人体内的水分子犹如一根小小的指南针，在地球磁力线的作用下不停摆动。当水分子的两极朝向与地球南北磁力线方向相同时，水分子就停止摆动趋向稳定；当水分子两极朝向与地球南北磁力线不同时，水分子就不稳定。如果人是南北睡向，那么水分子朝向、人体睡向和地球南北磁力线方向三者一致，这时人最容易入睡，睡眠质量也最高。

人体的血液循环系统中，主动脉和大静脉最为重要，其走向与人体的头脚方向一致。人体处于南北睡向时，由于主动脉和大静脉也处于南北方向上，加上水分子也在南北方向上排列整齐，因此以水分子为主要成分的血液流动最为顺利和畅快，它的惯性有利于通过毛细血管，减少血栓的发生。所以，南北睡向具有一定的防病和保健功能。

睡眠方向为什么能影响人体健康呢？科学家研究的结果表明：这与地球磁场作用有着密切的关系。地球也是一个无比巨大的磁场，其磁力线由北极出来，经地球表面而进入南极。人体的生物电流通道与地球磁场的磁力线方向相互垂直，地球磁场的磁力就成为人体生物电流的一种阻力，要恢复正常运行达到新的平衡状态，必须消耗大量热量，提高代谢能力。长此以往，当机体从外界得不到足够的能量补充，能量消耗太大，地球磁场阻力得不到排除时，气血运行就会失常，产生病态。同时，为了达到新的平衡状态，消耗的热量以热的形式围绕在床上，使得睡觉时的温度升高，心里烦躁，难以入睡。根据这个道理，在睡觉时应该把睡眠方向改为南北方向，而且是头北脚南，取这种"睡向"，人体内的水分子就会从杂乱方向的排列改成定向排列，人体内的生物电流方向即气血运行方向同地球的磁场磁力线平衡。

国外科学家则主张头朝东睡，认为头朝北往往会导致失眠和不舒服。印度马德拉斯医学院的生理学教授萨拉达·苏布拉马尼亚姆夫人论证了这一基本原理。她说：地球磁场的微弱干扰，会使大脑中电的活动发生重大变化。如果头朝北睡，就会引起人体内的生物化学运动发生重大变化。磁场的微型脉冲，大大抑制着大脑的电的活动，因而使人感觉不舒服、烦躁和易怒。如果头朝东睡，就会有一种安宁的感觉。

到底哪种"睡向"更为科学、合理，还有待进一步研究、证实。

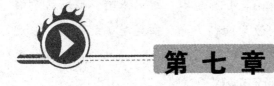

第 七 章

睡眠的俗语

第一节 春 困

宋曾巩《钱塘上元夜祥符寺陪咨臣郎中丈燕席》诗："金地夜寒消美酒，玉人春困倚东风。"清富察敦崇《燕京岁时记·打春》："是日（立春日）……妇女等多买萝卜而食之，曰咬春，谓可以却春困也。"叶圣陶《城中·微波》："此外完全寂然，什么东西都在春困呢。"

春天伊始，大地解冻，万物复苏，呈现出一派生气勃勃的景象。但是，这时人们却出现一种逆反现象，感到困乏没劲，提不起精神，这种懒洋洋的现象叫春困。

专家对此解释说，其实，春困并不是病态，它是人体生理机能随着自然界气候变化而出现的一种生理现象。因为人体的血液循环有一定的规律，如果外界气候发生变化，那么人体就会出现相应的生理反应。如冬天，皮肤毛细血管受到寒冷刺激，血流量减少，大脑和内脏的血流量却相对地增加，使大脑供氧量充足，所以人们往往在冬天头脑清醒。进入春天，随着气温的升高，会使人体皮肤的毛细血管和毛孔明显舒张，体表的血液循环随之旺盛，血液供应量比冬天要明显增多，而使流入大脑的血液比冬天少，大脑的氧气供应量减少，导致脑神经细胞兴奋程度的降低，人体一时还适应不了这样的气候变化，于是出现了软绵绵、无精打采、昏沉欲睡的春困现象。

第二节　解决春困

进入春天之后，随着温度的逐渐升高，皮肤毛孔舒展，血液供应增多，但供应大脑的氧气却相应减少，于是出现了懒洋洋、软绵绵、无精打采、昏沉欲睡，表现为中枢神经系统抑制的春困现象。那么，怎样才能克服春困现象呢？

第一，注意身体养生。"早卧早起，广步于庭。"做到起居劳作、精神调摄，顺应春天阳气生发、万物萌生的特点，使精神、情志、气血亦如春天的阳光，舒展畅达，生机勃发。

第二，呼吸新鲜空气。在起居方面，要注意居室空气的流通，这样有利于缓解春困带来的疲惫感。在活动方面，可去郊外春游，吸收新鲜空气，改善大脑皮质功能，从而使人感到心情舒畅，精神振奋。

第三，坚持体育锻炼。要做到清晨早起，松解衣扣，放松形体，信步漫行。可选择轻柔舒缓活动项目，或练嘘字功，或做体操，或慢跑，或打太极拳，活动关节、舒展肢体，使郁滞宣行、气血疏利、阳气生发。另外，可出户旅游，眺园林之春光，观山河之奇秀，纳六气之甘清，以畅生机。切不可因"春困"而久卧，须知久卧则伤气。

第四，搞好饮食调摄。春天阳气生发，辛苦之品有助于春阳，温食有助于护阳，姜、葱、韭菜宜适度进食，黄绿色蔬菜如胡萝卜、白菜宜经常食用，至于寒凉、油腻、黏滞之品易伤脾胃阳气，则应尽量少食，否则会加重春困现象。增加维生素的摄入，如维生素 C 有制造细胞间粘连物质的作用，对人体细胞的修补和增长很有帮助；B 族维生素有防止神经系统功能紊乱，消除精神紧张的作用。所以，多食一些含有丰富维生素的食物和蔬菜，对解除"春困"有着积极的作用。

第五，做到劳逸结合。在劳动之余，要注意适当的休息。休息时可以听听音乐、聊聊天，参加一些娱乐活动等，在欢愉和谐的氛围中忘却春困。

科学研究显示：人的寿命长短与能否合理地安排作息时间有密切关系。中医古典医籍《黄帝内经》中早就提出"起居有常"的养生原则，认为起卧有常，能调养神气，使人精力充沛，生命力旺盛；起卧无常，日久必致神气受伤，精神委靡，对环境的适应能力下降，容易出现头痛、感冒、失眠等现象，并导致早衰而缩短寿命。为了适应这种生理变化，人们应该早睡早起，在庭院中舒展形体，或外出漫步游览，让身体沐浴在春光之中，呼吸新鲜空气，以顺应阳气生发的自然规律，有效地克服春天的困乏，让机体充满生命的活力。

第三节 秋 乏

"春困秋乏夏打盹儿，睡不醒的冬三月"，是人们说爱瞌睡的人的口头禅。夏季天气炎热，晚上休息不好，白天容易犯困不难理解，然而到了秋高气爽的金秋时节，人们为什么还会出现秋乏现象呢？

因为，在炎热的夏天，人的身体大量出汗造成了水盐代谢失调，肠胃功能减弱，心血管系统的负担加重，人的身体处于过度消耗阶段。

夏去秋来，气候由炎热变得凉爽宜人，人体出汗也明显减少，人的机体进入到了一个周期性的休整阶段，水盐代谢开始恢复平衡，人的心血管系统的负担也得到缓解，消化系统功能也日渐正常，然而此时人们的身体却有一种说不出来的疲惫感，这就是人们常说的"秋乏"。其实这是不同季节人体的自然生理反应。经过一段时间的调整，秋乏现象会自然而然地消除。

第四节　解决秋乏

"秋乏"可以说是机体在盛夏季节过度消耗后的一种补偿性反应。一旦出现"秋乏"的相关症状，可以通过以下方法尽早缓解症状。

（1）保持充足睡眠。尽量争取在晚上 11 点前入睡；要早睡早起，早晨如能提前进入储备状态，就能防止上班犯困；中午适当"充充电"，小睡 10～30 分钟也利于化解困顿情绪。

（2）饮食最好吃清淡些。油腻食物会在体内产生酸性物质，加深困倦；要多吃水果、蔬菜，多喝水，最好是喝绿茶，提神效果远比咖啡好。

（3）困乏状态和人体缺氧也有关，因此，可在室内放些绿色植物，如吊兰、橡皮树、文竹等植物以调节室内空气。

（4）每周参加两三次锻炼，以有氧锻炼为佳，如慢跑、游泳、瑜伽等。

另外，如果疲劳症状持续半年以上不能缓解，甚至加重，并出现记忆力减退、工作效率差、头昏头重、失眠、肌肉关节疼痛、焦虑、抑郁、情绪低落等症状，应当引起注意，这可能是机体存在某些疾病的先兆，要及时就医，查明病情。

祖国医学主张"不治已病，治未病"、"与其救疗于有疾之后，不若摄养于无疾之先"，当出现持续疲劳症状时应及时就医。目前，上海部分中医医院里开设了"慢性疲劳综合征"重点专科门诊，专门治疗各种不明原因的疲劳，专科通过中医四诊合参，运用辩证与辨病结合的思路，综合运用中医中药，辅以饮食调理、心理疏导，大部分疲劳患者在服药三个月内会感到症状明显减轻，工作生活重新步入正轨。

当然，在治疗取得疗效的同时，如何做到真正痊愈，平日生活的保养十分重要，一般医院会根据个人体质不一，指导病人开展导引、头部穴位按摩、熏蒸热熨、敷贴浸足等诸多预防治疗并举的养生方法，安全、简便、易学。长期坚持下去，一定会对身心大有裨益。

秋日养生18法，空闲时，不妨做一下，有可能会收到意想不到的效果。

（1）节食欲。秋季切忌暴饮暴食，同时也要少吃辛辣烧烤类食物。

（2）忌怒气。少发脾气可以有效地缓解秋乏。

（3）常梳发。经常梳理头发可以扩张皮下毛细血管，促进新陈代谢，保持头脑清醒，并且消除疲劳。

（4）多擦面。用双手或干毛巾揉搓面部，使面部红润。

（5）舌舔腭。用舌头舔牙齿上腭，可以起到提神、补气、养心的作用。

（6）齿数嗑。牙齿多活动，相互嗑一嗑，保持牙齿健康，有助于消除疲劳。

（7）呼浊气。应多走出户外呼吸新鲜空气，可以促进血液循环，保持良好的呼吸系统机能。

（8）咽唾液。咽唾液可促消化、开胸理气、增加内脏、气管功能，延年益寿。

（9）目运转。经常走出户外，眺望远方，结合眼保健操，揉搓眼睛，可以醒脑解乏。

（10）耳常弹。用手多揉搓耳朵，或多听听音乐激活听觉神经，有助于减轻疲劳。

（11）脊背暖。秋季早晚温差大，应及时地增减衣物，防止感冒，保护五脏六腑。

（12）胸宜护。保持体温，可以增强免疫力。

（13）腹自揉。用手掌按摩腹部，适当揉搓，可以助消化、消除淤积、益气强身。

（14）谷道拖。收缩、上提肛门，可以提神补气。

（15）肢节摇。甩甩手，踢踢腿，增强活力，消除疲劳。

（16）足心搓。每天洗脚按摩脚心，可以清浊通络，解除疲劳，起到吐故纳新的效果。

（17）便禁言。大小便时闭口握双手，可以益智补气。

（18）净体肤。秋天干燥应多用手揉搓身体，可以使人精神焕发、延年益寿，解乏消疲劳。

第五节　夏打盹

俗话说："春困秋乏夏打盹儿，睡不醒的冬三月。"这反映了不同季节，人体的生理反应。

夏天，人体大量出汗使水盐代谢失调，胃肠功能减弱，心血管系统的负担增加，身体处于过度消耗阶段。

虽然这都属于疲劳，但原因却各有不同。夏打盹医学上也称为

"夏季倦怠症"。由于夏季炎热，温度过高，使人体大量排汗，而随汗液可排出大量的钾元素，又因钾元素得不到及时补充，从而导致人们夏季倦怠疲乏、精神不振。钾是人体内不可缺少的元素，其作用主要是维持神经、肌肉的正常功能。因此，人体一旦缺钾，正常的运动就会受到影响。夏季缺钾不仅精力和体力下降，而且耐热能力也会降低，使人感到倦怠无力。严重缺钾时，可导致人体内酸碱平衡失调、代谢紊乱、心律失常、全身肌肉无力。此时，有些人为了使自己少出汗而过量地饮用盐开水。殊不知，这样做又容易加重心脏负担，使体内钾、钠失调。夏季应多吃一些含钾元素较高的食物。粮食作物中，荞麦、玉米、红薯、大豆等含钾元素较高；水果中，香蕉含钾元素最丰富；蔬菜中，菠菜、苋菜、香菜、油菜含钾元素居多。同时，也要注意饮食营养。除此之外，要加强体育锻炼，但锻炼应循序渐进，否则过度运动会增加身体的疲惫感。另外，要做到起居有常，保证充足的睡眠。

第六节　睡不醒的冬三月

在进入冬季以后，很多人都受到"瞌睡虫"的困扰，总是提不起精神来。"睡不醒的冬三月"，看似略带贬义，但实际上是有不少中医理论蕴涵其中的。

其实，这是人体和自然相应的一种正常表现。要是不想整日昏昏欲睡，除了早睡晚起保证充足的睡眠外，加强体育锻炼和适当进补来养精蓄锐也是一种行之有效的方法。

冬天人们睡不醒主要是因为天气寒冷，自然界阳气不足，而人与自然界之间相对有一个平衡，人体内随之也会出现阳气不足。阳气不足人就会感到没有精神，容易困乏。中医经典著作《黄帝内经·素问·四气调神大论篇》第二篇就明确提出：冬三月，此谓闭藏，水冰地坼，无扰乎阳，早卧晚起，必待日光，使志若伏若匿，若有私意，若已有得，祛寒就温，无泄皮肤，使气亟夺，此冬气之应养藏之道也。

这也就是说，冬三月，时令封闭收藏，天地之间，溪水冰封，土地干坼；在于人体，不应损伤阳气；在于日常生活，应早睡晚起，最好是"日出而作，日落而息"，使人体循环周期与太阳相应，做到"天人合一"；在情绪上，应使心志沉伏，不要妄劳妄动；在日常居处上，要注意保持温暖，远离寒冷；在治疗上，要慎用攻破之法，尤慎发汗，以防汗出阳气开泄。凡此种种，皆是冬季养护之道。

所以，"睡不醒的冬三月"其实是人体和自然相应的一种正常表现，是人们积攒精力、以备来年的沉淀阶段。同时，我们经常说的"春生、夏长、秋收、冬藏"，这是植物生长之道，是动物生存之道，同时也是我们人类的生命之道。

冬天和春、夏、秋都不同，良好的睡眠在冬天变得尤为重要。"良好"包括定时、定量和高质量三点。定时指每天按时睡觉、按时起床。长期养成健康的生活规律，起床也就不那么痛苦了，做到了定时就能保证定量了。量要怎么制定呢？有人感觉每天睡 6 小时就足够了，还有人觉得要睡够 8 小时。6～8 小时并没有权威的定论，还是要依照个人的实际情况，这也说明了第三点——睡眠质量的重要。也许短时间高质量的睡眠就能保证精力充沛一整天，低质量的睡眠就算时间很长也感觉睡不够。高质量的睡眠使大脑容易进入深度睡眠，上床后入睡快，不起夜，不做梦，不容易被外界环境所干扰。

提神的食物，日常可以多选择一些像蔬菜、水果等富含纤维的食物。适量的食补可以弥补冬天人体内阳气的不足，例如每周吃一次牛肉、羊肉、桂圆等，但不可过于频繁，以免上火。在办公室还可偶尔来杯茶或咖啡，但最好是在上午的休息时段喝，对于有些人来说下午饮用咖啡或茶可能会影响晚上的睡眠。小零食也有神奇的大力量，几片全麦饼干横扫饥饿，香蕉让你保持愉悦的好心情，杏仁这样的苦味食物也可提神又健脑。

适量的运动，冬季晨练时间不宜过早，最好是在太阳升起的时候，阳光充足、不刮风下雪的天气。也可在进出地铁站、天桥时尽量不搭电梯选择走楼梯；上班时候不久坐，多去几趟茶水间、洗手间；下班提前一站路下车，慢慢逛回家。适量的运动有助于提高睡眠质量和保持好身材。

第七节　被子与睡眠

要保证高质量的睡眠，睡眠环境不可忽视。睡眠环境主要包括睡眠大环境和睡眠微环境。提高睡眠质量除了要关注睡眠大环境，如房间的颜色、室内的温度、空气的湿度、气味、通风、光线等，还要重视睡眠微环境，即睡眠时人体与被子、床垫、枕芯等寝具所形成的空间。

深度睡眠时，人体会不自主出汗，体温也会随之下降。一般而言，人体局部温度为 32℃，相对湿度 50%，气流速度为 25 cm/s 的睡眠微环境最适宜。在这种微环境下，人体会感觉很舒适，进而有效延长深度睡眠时间。

被窝里的温度过高会导致身体出汗过多，造成水分流失，而且会令螨虫滋生。反之，如果温度过低则会引起机体的自我保护，也会干扰正常睡眠，降低睡眠质量。因为人体入睡后副交感神经被抑制，体温较清醒时要低2℃左右，这也是为什么许多人在后半夜或清晨易早醒并有寒冷感觉的原因，因此被窝温度是影响睡眠的重要因素。

由于在睡眠时全身肌肉处于松弛状态，新陈代谢约下降30%，人体出汗多，身体的散热量增加，体温下降，而人体85%~90%的身体部位在睡眠时会被寝具所覆盖，因此寝具对维持人体睡眠舒适性有着重要意义。

众所周知，人为了维持生命，每时每刻都不能停止呼吸，即使睡着了也是如此。呼吸时，吸入氧气，保证全身各部的氧的供应，呼出二氧化碳，排出体内的代谢产物，因为人体细胞每时每刻都在进行着新陈代谢，所以每时每刻都需要氧气的供应。如果氧气供应不足，必将严重影响体内细胞的新陈代谢的进行。

在正常情况下，人在呼吸时将氧气吸入肺内，氧气在肺泡中和血液里的二氧化碳因浓度差产生交换，交换出的二氧化碳再通过呼吸排出体外。经过呼吸和气体交换，使静脉血变成了动脉血，重新恢复了新鲜血液含氧量，只有这样周而复始地呼吸，周而复始地进行气体交换，才能保证不断地有新鲜血液形成，供细胞使用，保证身体的各部分器官和组织都处在良好的状态中。

有人有用被子蒙头睡觉的习惯，用被子蒙头睡觉会严重地影响呼吸。因为蒙头后使头部空间变小，空气难以流通，呼吸使氧气的量逐渐减少；与此同时，因呼出的二氧化碳难以散出而使头部周围的二氧化碳越来越浓。如此，呼吸的气体便不能使肺与血管充分地进行气体交换，致使身体各部分器官失去良好的调节，新陈代谢速度降低。所以有这种习惯的人早晨醒来常常眼皮浮肿，精神委靡，无精打采，甚至呵欠连连，浑身发酸。这种症状主要是大脑代谢受到影响的表现。虽然人已起床，但大脑却仍处于半睡眠状态，脑神经的活动不能马上恢复正常。这种状态如何能读好书或做好工作呢？有时甚至能影响一整天的学习和工作。

也有人这样认为：蒙头睡觉也无所谓，这种做法只不过为了保暖，或是一种习惯罢了，如果改变这种习惯，就会睡不着觉了。

其实，这种做法长期下去，对人体的影响远不止这些。它对人体的生理和心理都会产生较长久的影响，缓慢地侵蚀着机体的健康，降低学习和工作的效率，使疲劳难以恢复。

由此可见，蒙头睡觉绝非好习惯。有此习惯的人为了自己的身体健康，为了能更好地学习和工作，一定要下决心改掉。其实改掉这种习惯也不难，如果是因为恐惧，首先应该消除心理负担，树立唯物主义信念，破除迷信，多参加社会活动和体育锻炼，养成开朗的性格；如果只是为了保暖，或是怕改变习惯后睡不着觉，则可在睡前用热水泡脚，或饮一杯热牛奶，这样有助于入睡。

第八节　热水澡

洗个热水澡有助于睡眠，这是大家都知道的。

洗完热水澡后容易犯困的原因有很多。首先我们身体浸泡在热水中会让肌肉放松，身体的紧张度减少。很多受失眠困扰的人就是因为过度紧张而无法入睡，老是睡不着的人只要一躺在床上就会感到紧张，快到入睡时间时会更难以克制这种紧张情绪。此外，因白天工作产生的紧张也会导致晚上入睡困难，这个时候如果将身体泡在热水中，紧张感便会被释放，入睡也就变得容易。在热水中浸泡20分钟以上，深部体温（身体内部的体温）会上升，洗完澡从浴室出来后会感觉身体发冷，深部体温从上升的状态转为下降，洗热水澡能让深部体温以较大的幅度上升和下降，最重要的是能让深部体温出现下降过程，因为根据生理节律，在深部体温降低的时候最容易产生深度睡眠，所以深部体温的上升和下降便起到了催眠的效果。

当然，洗热水澡也是有讲究的，睡前一个半小时洗澡，洗完澡后可以躺在床上看一会杂志，喝上一杯牛奶，或者和家人聊聊天，这样等到睡觉时，体温刚好降到适宜睡眠的温度，睡意自然会来，就可以享受一个高质量的、舒适的睡眠了，第二天早上醒来时也会感觉精神格外清爽。最好不要在睡前半小时洗热水澡。如果睡觉太晚，又想在睡前冲澡，则建议适当调低水温，或者水温先热后凉，降低洗浴结束前的体温，沐浴后，再用冷水、冷毛巾敷一下额头。

除此以外，睡前洗澡还应注意，水温要与体温接近为宜，即35℃～37℃，水温过高容易引起缺氧。过冷可以使血管收缩，影响热量散发；时间也不宜过长，每次以15分钟为宜；先洗脸，再洗身子，后洗头。

第九节 洗 脚

睡前用热水洗脚，不仅可去足垢，使足部温暖，而且能推动气血运行、温煦脏腑、滋补元气、畅通血脉，从而达到消除疲劳、安神补心、心绪平稳的目的，有利于入睡。民间流传着一首《洗脚歌》："春天洗脚，升阳固脱；夏天洗脚，暑湿可除；秋天洗脚，肺润肠濡；冬天洗脚，丹田温灼。"可见，睡前洗脚好处极多。

足浴，即热水洗脚。实践证明，足浴是一种简便易行、效果可靠的自我保健方法。中医学对脚部的保健非常重视。人体的五脏六腑在脚上都有相应的投影，连接人体脏腑的 12 条经脉，其中有 6 条起于足部，脚是足三阴之始，足三阳之终，双脚分布有 60 多个穴位与内外环境相通。如果能坚持睡前用热水洗脚，就能刺激这些穴位，促进气血运行、调节内脏功能、舒通全身经络，从而达到祛病驱邪、益气化瘀、滋补元气的目的。现代医学认为，脚是人体的"第二心脏"，脚有无数的神经末梢与大脑紧密相连，与人体健康息息相关。因此，经常用热水洗脚，能增强机体免疫力和抵抗力，具有强身健体、延年益寿的功效。

从理疗学的观点看，热水洗脚是一种浸浴疗法。洗脚时，水温以 40℃～50℃为宜，水量以淹没脚的踝部为好，双脚浸泡 5～10 分钟。同时，用手缓慢、连贯、轻松地按摩双脚，先脚背后脚心，直至发热为止。这样，能使局部血管扩张，末梢神经兴奋，血液循环加快，新陈代谢增强。如能长期坚持，不仅有保健作用，还对神经衰弱引起的头晕、失眠、多梦等症状有较好的疗效。如在浴水中加入某些药物，还能防治感冒、脚疾、冻疮和关节痛等症。

睡前足浴有催眠作用。古代人对热水洗脚与健康的关系和催眠作用亦早有认识。陆游在他 82 岁时，还坚持睡前用热水洗脚："老人不复事农桑，点数鸡啄亦未忘，洗脚上床真一快，稚孙渐长解晓汤。"

脚上的六十余个穴位与五脏六腑有着密切的关系，而人的失眠多梦以及疾病的产生，都是脏腑功能失调后反映出来的阴阳偏衰或偏盛的状态。用热水洗脚，如同用艾条灸这些穴位，可起到促进气血运行，舒筋活络，颐养五脏六腑，使人体阴阳恢复平衡的作用，因而具有催眠和祛病健身的功效。

现代医学认为：人的脚掌上密布着许多血管，用热水洗脚能使脚部毛细血管扩张，血液循环加快，供给脚部更多的养料，使脚腿部新陈代谢旺盛。热水有温和的刺激作用，由于脚掌上无数神经末梢与大脑紧密相连，刺激脚心上的神经，可对大脑皮层产生抑制，使人感到脑部舒适轻松，不仅能加快入睡，使睡眠加深，还可有效地消除一天的疲劳。

第十节　爱钱、怕死、没瞌睡

睡眠是生命活动中的一种必需的生理现象。老年人随着身体的变化，睡眠质量会慢慢出现下滑，而睡眠质量又直接关系到老年人对于疾病的抵抗力。可见，健康睡眠对于老年人来说意义重大。

在民间流传这样的话：老年人爱钱、怕死、没瞌睡。

老年人从工作岗位上退下来了，除了养老金（相当一部分老年人还没有养老金），再也没有别的收入来源；中国的老年人总是牵挂儿女及其晚辈，总想留点钱帮补他们，这一点是中国老年人所特有，而外国老年人可能要淡漠一些。年老病也多了，总怕万一有个不测需要用钱时拿不出来，增加晚辈的负担。有些老人想出去走走看看，以弥补年轻时未能外出看世界的遗憾。因此，老年人就变得很爱钱。

年纪愈大，看见的死人愈多，特别是看见死得非常痛苦的人愈多，就愈怕死。

没瞌睡是由于机体的正常老化和脑功能的日渐衰退，睡眠节律的调节机能受到损害。一般而言，健康、长寿的老年人的起居生活较为规律，睡眠良好。相反，长期受失眠困扰者，多伴有某种程度的心理、躯体疾患，对机体产生不利的影响。在老年期，睡眠障碍多表现为有效睡眠时间缩短、睡眠表浅、早睡早醒、入睡困难、醒觉次数增多等。这些特点与老年期的生理变化、健康状况及其他因素有着密切的关系。

老年人应重视睡眠的时间和质量，长期失眠的应看医生。

老年人的睡眠时间比以前有所减少，所以，有些老年人认为睡觉不像年轻时那么重要了。其实不然，充足的睡眠对老年人的健康是十分重要的。据有关资料表明，老年人每天至少需要 6 个小时的睡眠时间。除此之外，在睡眠的准备、姿势和习惯方面还要特别留意一些睡眠时的忌讳。

忌睡前吃东西。人进入睡眠状态后，机体部分活动节奏放慢，进入休息状态，如果临睡前吃东西，肠胃等又要忙碌起来，这样加重了它们的负担，身体其他部分也无法得到良好休息，不但影响入睡，还有损健康。

忌睡前说话。因为说话太多容易使大脑兴奋，思维活跃，从而使人难以入睡。

忌睡前过度用脑。晚上如有工作和学习的习惯，要把较伤脑筋的事先做完，临睡前则做些较轻松的事，使脑子放松，这样便容易入睡。否则，大脑处于兴奋状态，即使躺在床上也难以入睡，时间长了，还容易失眠。

忌睡前情绪激动。人的喜怒哀乐都容易引起神经中枢的兴奋或紊乱，使人难以入睡，甚至造成失眠。因此，睡前要尽量避免大喜大怒或忧思恼怒，使情绪平稳。

忌睡前饮浓茶、喝咖啡。浓茶、咖啡属刺激性饮料，含有能使人精神亢奋的咖啡因等物质，睡前喝了易造成入睡困难。

忌张口而睡。张口入睡，空气中的病毒和细菌容易乘虚而入，造成"病从口入"，而且也容易使肺部和胃部受到冷空气和灰尘的刺激，引起疾病。

忌蒙头而睡。老人一般比较怕冷，所以有的老人喜欢蒙头而睡。这样，因大量吸入自己呼出的二氧化碳，而又缺乏必要的氧气补充，对身体极为不利。

忌仰面而睡。睡的姿势，以向右侧身而卧为最好，这样全身骨骼、肌肉都处于自然放松状态，容易入睡，也容易消除疲劳。仰卧则使全身骨骼、肌肉仍处于紧张状态，不利于消除疲劳，而且还容易造成因手搭胸部而产生噩梦，影响睡眠质量。

忌当风而睡。房间要保持空气流通，但不要让风直接吹到身上。因为人睡熟后，身体对外界环境的适应能力降低，如果当风而睡，时间长了，冷空气就会侵入身体，引起感冒风寒等疾病。

忌眼对灯光而睡。人睡着时，眼睛虽然闭着，但仍能感觉光亮。对着光亮而睡，容易使人心神不安，难以入睡，而且即使睡着也容易惊醒。

第 八 章

有关睡梦的解读

第一节 做梦是不是病态？

　　梦是在快波睡眠期出现的一种必然的生理现象，是一种主动的生理过程，其表现形式有表象成分又带有感性性质的记忆活动和超常规的联想。对自己的健康过分关心，对梦感过分关注，会导致梦感增强。梦感增强的结果反过来又加重对健康的担心、对失眠的恐惧，以致形成恶性循环。

　　诗曰："睡里乾坤大，梦中日月长。"每个人每晚都会做梦，梦大约占据每天睡眠时间的1/5。梦与睡眠、梦与现实、梦与疾病有何关联，一直是医学、心理学、社会学探索的问题。夜长梦多，睡眠不佳。人在睡眠中一般会经历4～6个睡眠周期，且在每个周期里都会做梦。这就意味着，在正常情况下，人每晚都会做4～6个梦，而在过分疲劳、生病、面临困境或重大变动、焦虑、紧张等情况下，就更容易做梦。

　　梦每晚都会光临我们的睡眠，差异只在于有时能意识到，有时则不能。研究发现，人如果在睡眠周期结束时醒来，梦的内容常常无法被回忆。但如果睡眠周期被打断，此时人又正在做梦，那么这个梦的内容就能被记起来。因此，如果经常觉得"夜长梦多"，则是睡眠质量不高的信号。不过，做梦本身不会影响睡眠，还会对人体健康起到许多积极的作用。正常的梦境活动，是保证机体活力的重要因素之一。一些人体需要的蛋白质和生长激素，就是在睡梦中合成的。做梦还有助于脑功能的恢复和加强，并能激发人的创造性思维，稳定人的精神状态。

但研究也表明，一些反复出现的梦境可能与某些疾病有一定的联系：患有心血管疾病的人，往往会梦见被追赶、心中恐惧、呼喊不出，或梦见自己从高处坠落，还没到地面就突然惊醒；患有肺部疾病的人，常常会梦见自己的胸部受压，身负千斤重担行走，或梦见自己呼吸困难甚至窒息。此外，一些药物也会影响梦境的内容。

梦境除了能透露潜在的疾病信号外，还能在某种程度上反映人的精神状况。临床上，经常有白领患者叙述，梦里常常出现过去考试的场景，有做不完的题目和难解的问题。这反映的是人在现实生活中的精神状态：恐惧、焦虑、压抑等现代人普遍的"情绪危机"，在睡梦中被转换成过去另一种情景表现出来。

有"鬼压床"，不必太在意。有些人，在刚睡着或刚醒来的时候，发现身体无法动弹，眼皮睁不开，民间称为"鬼压床"。这并非迷信所认为将遭遇什么不吉利的事情，而是睡眠障碍的一种，在医学上称之为睡瘫症。病人能清楚感觉到周围的环境，但是身体却不听自己使唤，有的时候可能还伴有相应的梦境，有的人甚至还会产生幻觉。"鬼压床"一般出现在两类人身上：一种是患有心血管疾病者，体内供血不足，致使血流不畅，睡觉时出现四肢麻木的症状；另一类是身心过度劳累者，这类人容易因为身体疲劳而四肢无力，或心理压力过大，被不安情绪笼罩，甚至恍惚看到"鬼影"。

偶尔发生一两次"鬼压床"不必过于在意，但如果常发生，那么就需要到医院进行体检了。据了解，40%～50%的人一生中都有可能经历至少一次"鬼压床"，只有3%～6%的人会反复出现这样的症状。医生建议，如果在短期内出现四五次"鬼压床"，那么最好进行一次身体检查，看看是否存在潜在的疾病。

现代科学研究表明，梦既是一种正常的生理现象，又是一种正常的心理现象。一般地说，只要不是恐怖、血腥、过于焦虑紧张的梦，对于人的身心健康没什么消极的影响。俗话讲："日有所思，夜有所梦。"千奇百怪的梦大都与本人日常生活中的愿望、想象、回忆、忧虑、思念等精神活动有关。另外，内外部的刺激也会对梦的形成有影响。就像古书上说的"甚饱则梦与，甚饥则梦取"，白天劳累过度，临睡前深思熟虑次日的工作或纠缠于白天不愉快的事情，或身体有病，如头痛发烧、某个部位不适以及睡眠的姿势不舒服，床铺被褥不柔软、不整洁等，都会对梦有影响。总之，只要第二天能把梦境忘掉，不影响工作学习和情绪就不必管它。

多梦与深睡眠期时间短、睡眠深度不够、睡眠质量不高有密切关系。睡前半小时到1小时之间，不宜思考问题或看书，不看过于紧张的电视，避免服用兴奋饮料（如咖啡、浓茶等），不吸烟等，应做适当的体力活动（如散步）、体操等适当放松，避免紧张的脑力活动。也可以吃一些食物来预防失眠，如：牛奶、水果（苹果、香蕉、梨等）、小米粥、酸枣仁粥、莲子粉粥等。

第二节　南柯一梦

梦是在睡眠过程中出现的一种正常的生理、心理现象，是一种没有意识控制的特殊的想象活动。弗洛伊德根据他的精神分析学说，把梦看做是无意识的过程，是被压抑的愿望与冲突的表现方式。一般认为，梦基本上是人在觉醒时的思想、情绪、需要和欲望的继续，它和觉醒时所思虑的内容有关。

南柯一梦，就是典型的日有所思，夜有所梦。

唐传奇小说《南柯太守传》，写淳于棼醉后梦入大槐安国，官任南柯太守，二十年享尽荣华富贵，醒后发觉原是一梦，一切全属虚幻。

又有黄粱一梦，唐玄宗开元七年，有个名叫吕翁的道士，因事到邯郸去。这位道士长年修道，已经掌握了各种神仙幻变的法术。道士遇到一位书生，二人攀谈起来，谈话中，那位姓卢的书生流露出渴望荣华富贵，厌倦贫困生活的想法，吕翁虽劝解了一番，但卢生感慨不已，难以释怀。于是，吕翁便拿出一个枕头来，递给卢生，说："你枕着我这个枕头睡，它可以使你荣华富贵，适意愉快，就像你想要的那样。"卢生接过枕头，发现这是一个青色瓷枕。枕头两端各有一孔，便将头枕在上面，睡了起来。刚刚睡下，就朦朦胧胧地发现枕头上的洞孔慢慢地大了起来，里面也逐渐明朗起来，卢生于是把整个身子都钻了进去，这下他回到了自己的家里。过了几个月，他娶了一个老婆，姑娘家里很有钱，陪嫁的物品非常丰厚，卢生高兴极了。从此以后，他的生活变得富足起来。

第二年，他参加进士考试，一举得中，担任专管代皇帝撰拟制诏诰令的知制诰。过了三年，他出任同州知州，又改任陕州知州。卢生的本性喜欢做治理水上的工程，任知陕州时集合民众开凿河道 80 里，使阻塞的河流畅通，当地百姓都赞美他的功德。于是，没过多长时间，他被朝廷征召入京，任京兆尹，也就是管理京城的地方行政官。

不久，边境爆发了战争，皇帝便派卢生去镇守边防。卢生到任后，开拓疆土九百里，又迁户部尚书兼御史大夫，功大位高，满朝文武官员深为折服。卢生的功成名就，招致了同僚们的妒忌。于是，各种各样的谣言都向他飞来，指责他沽名钓誉，结党营私，交结边将，图谋不轨。很快，皇上下诏将他逮捕入狱。与他一同被诬的人都被处死了，只有他因为有皇帝宠幸的太监作保，才被减免死罪，流放到偏远蛮荒的地方。

又过了好几年，皇帝知道他是被人诬陷的，所以，又重新起用他为中书令，封为燕国公，加赐予他的恩典格外隆重。他一共生了五个儿子，都成为国家的栋梁之才，卢家成为当时赫赫有名的名门望族。此时的卢生地位崇高，声势盛大显赫，一时无双。

后来他年龄逐渐衰老，屡次上疏请求辞职，皇上不予批准。将要死的时候，他挣扎着病体，给皇帝上了一道奏疏，回顾了自己一生的经历并对皇帝的恩宠表示感激。奏疏递上去不久卢生就死了。就在这时，睡在旅店里的卢生打了个哈欠，伸了个懒腰，醒了。他揉揉眼睛，摇晃了下头，发现自己的身子正仰卧在旅店的榻上，吕翁坐在他的身旁，店主人蒸的黄粱米饭还没有熟。触目所见，都和睡前一模一样。他一下子坐了起来，诧异地说："我难道是在做梦吗？"吕翁在一旁不动声色。过了一会他说："人生的适意愉快，也不过这样罢了。"卢生怅然失意了好一阵儿，才对吕翁谢道："我现在对荣导的由来，穷达的运数，得和失的道理，生和死的情形，都彻底领悟了。这个梦，就是先生用来遏制我的私心欲念的啊！谢谢先生的点拨。"后人因此用"南柯一梦"和"黄粱一梦"借喻世间荣华富贵不过是一场空梦，现在常比喻为一场空欢喜。这个故事也引起人们对人生哲学的思考。

和这个故事相似的梦故事有很多，如淳于棼梦中做南柯太守，醒来发现自己是在蚂蚁的国家里做官的故事；还有徐玄之梦中到蚂蚁国的故事；《聊斋志异》中曾举人梦见自己当补相做贪官入地狱的故事；《萤窗异草》中也有黄粱一梦类的故事，只不过故事的主人公是女人——黄婉兰梦见自己做了王妃，国王迷恋于她不理朝政，结果被敌国入侵，敌国的要求是把此美女奉送，黄婉兰大义凛然投河自尽，梦醒才知道做王妃的一生全是一场梦。

这一类故事实际多是寓言，目的在于让人不要贪恋富贵荣华，要把功名富贵看做一场梦。这种梦故事是不必以释梦的方法来解释的。

梦游天宫地府类：在梦中游天宫、地府、神仙境界等，这种梦故事也是多得不胜枚举。下面再看看"梦游洞庭湖仙宫"的传说。

南皋居士年轻的时候，曾经做过一次奇怪的梦。梦中，南皋居士不知怎么来到了洞庭湖中的一个小岛上，遇到一个穿一身红衣服的人，自愿引他去游览，他也就稀里糊涂地跟随这个人往前走。不一会儿，他们来到了一个地方，这里楼阁华丽、金碧辉煌，很像是王侯的宫殿。南皋居士慌忙整整自己的衣服，跟着传呼的人往里走。来到一座大殿前，远远看见一个王者模样的人高高坐在大殿上，殿堂上排列着仪仗。王者赐坐，并问他："先生会做诗吗？"南皋居士回答："懂得一些，但是写得不好。"王者说："我这洞庭湖景色很好，请先生吟诗一首，为我洞庭湖增添光彩。"南皋居士当下诵诗一首道：

　　　　一轮新月洞庭波，夜色湖先玉镜磨。

　　　　八百里中秋水阔，片帆飞看楚山多。

王者听了拍案叫绝，非常兴奋，又对南皋居士说："先生博学多才，文思敏捷，谈吐风雅，将来必定以诗成名。只是先生这一辈子运气不好，实在可惜。"正说得高兴，忽然看见一个卫士报告，好像说的是关于军事方面的事情，气氛突然变得紧张起来。于是，王者只好请南皋居士告辞。到了殿外，南皋居士看见从万顷碧波中突然升起一轮鲜红的太阳，在空中急速地滚动着。不久，又从水中冒出一个又像人又像兽的怪物，头上长着一只角，身上长满了鳞甲，周身金光灿灿，样子十分凶猛。它一钻出水面，就攥上了太阳，同太阳争斗起来，景象非常壮观。突然，有一束光线，像一条鲜亮闪烁的金蛇，直朝南皋居士的胸前射来。南皋居士大吃一惊，梦也吓醒了。

这与其说是梦，不如说是人对天宫的一种幻想，这种无拘无束的想象在"游地府之梦"中同样充满了奇幻的色彩。清代袁枚编写的《子不语》中就记录了这样的传说：陕西刺史刘介石，奉命调到江南任职，他来到苏州城，住在虎丘山上。夜晚二更时分，他做了一个梦，梦见自己又驾着轻风回到了陕西，不料在路上遇到一个鬼，紧紧跟在他身后。这鬼有三尺来长，一副囚徒的脸面，相貌丑陋狰狞。刘介石与鬼打了起来，刘牢牢抓住了鬼夹在胁下，准备弄到河边扔到河里去。就在这时，碰了一位熟人，他建议将鬼送到庙里，让观音来处置。

刘介石觉得有道理，于是将鬼夹进庙里。刘介石听到观音的话，连忙下跪申述："弟子我凡胎肉体，怎么能够到阴府去呢？"观音说："这事容易。"当即往刘介石的脸上连吹了三口气，然后就叫他去了。

刘介石押着鬼朝北面大路走去，看到有个斗笠，盖在地上。他拿开斗笠，发现下面遮着一口井。鬼一见井，非常高兴，一下就跳了进去。刘介石也跟着跳进井里，觉得寒气往身上直逼，只听得一声碰撞的响声，才发现自己已经落到屋瓦上，再向四面观望，只见白日当空，眼前变得十分明亮，而他坠落的屋瓦，正是阎罗殿的殿角。听到殿中群神的呼喊声："哪里来的生人的气味？"接着就有一个金甲神过来，把刘介石抓到阎王座前。阎王发问道："你这个生人干什么到这里来了?"刘介石连忙详细地禀报了奉观音之命押解鬼的情况。阎王马上厉声命令道:"恶鬼难留,把他押回原处。"话音刚落,殿上群神马上举起叉子,把那鬼叉起来,扔到池子里去了。池子里养着许多毒蛇、怪鳖,一见扔下个鬼来,迅速扑上去争抢着将鬼吃掉了。

刘介石心想:"我既然到了阴府,为什么不借这个机会问一问前生的事情呢?"于是问金甲神,金甲神抽出一册簿籍,翻到某页,指着上面说道:"你前生九岁那年,曾经偷盗人家的孩子卖了八两银子,导致丢失孩子那家人懊恨不已而双双死去,你因为造了这个大孽,很快短命死去。到了这一世,还应该受罚当瞎子,这才能抵偿前世的债。"刘介石听了,大惊失色,忙问:"做好事能够补救吗?"金甲神说:"那就要看做好事做得怎么样了。"

刘介石又向阎王请教离开阴间的方法。阎王把他拉过来,在他背上连吸了三口气。刘介石终于从井里升了出来。就在他向观音讲述在阴间的遭遇时,他身旁有个小人儿也在陈述,所说的话和刘介石说的完全一样。刘惊奇地发现小人儿长得和自己一样,只是身躯小得像个婴儿。"观音对刘介石说:"你不要怕,这小人就是你的魂啊!你是魂恶而魄善的人,所以干事坚毅刚强,但不很透彻。现在我帮你换一换好了。"刘介石连忙拜谢,而小人却不答应,说道:"如果我被去掉了,难道对他不是伤害么?"观音笑道:"不会的。"于是拿起一根一尺来长的金簪,从刘介石的左胁插进去,挑出一段肠子,把它绕起来,每绕上一尺,就见那小人儿身体缩小一截。绕完之后,往屋梁上一扔,小人儿也就随之消失了。随后,观音用手往桌上猛地一拍,刘介石心中一惊,就吓醒了。睁眼再看,自己左胁下面真的有红色的痕迹。

这些故事反映了古人相信天宫地府的存在。这种梦故事却不可能完全是编造的,有可能是以真实的梦做基础的。从梦中梦到天宫或神仙府第,无非是象征一种美好自由的理想状态和境界。而梦见地府,有时往往是荣格所谓的集体潜意识的作用，因此，梦见地府的梦中会出现一些原型形象，如上述刘介石梦中的鬼就是魔鬼原型的一个演变，而观音的形象正是东方人心目中的圣母原型，阎王显然也是一个原型形象。就是梦中的刘介石本人，实际上也带有英雄原型的特点。地府在地下，正是人的深层潜意识的象征。因此，这类梦故事还是可以当梦来解的，从中我们可以对编撰这个故事的人的心理有所了解。

还有一类梦是梦见古人或梦中相会美女等故事传说，这类传说在古代的稗官野史一类的书中有很多，如《搜神记》、《世说新语》、《剪灯新话》及《聊斋志异》等。

梦见古人的故事，往往是文人编造，无非是想借古人之口发一些议论而已；即使果然做了一个这样的梦，这些梦中的古人也是梦者自己心中的人物。

梦中相会美女的故事更像真的梦。即使这些故事纯属编造，也完全可以看做一个梦。因为在编这种梦故事时，编故事者并没有打算借此说多少微言大义，表达多少深刻的思想，因此，他们的想象是生动、自然的。

《聊斋志异》中还有一些据说不是梦而完完全全是真事的故事。故事里有一群美丽妖娆、婀娜多姿、精灵古怪的女鬼、女狐狸精。在作者的笔下她们多以正面形象出现，并具有人的体态和性格。她们大都风情万种、爱憎分明。作为穷书生，做梦娶一个"不费一文，日日自上门来"的媳妇当然是可以理解的。我们可以称《聊斋志异》中的这类故事是书生的白日梦。但是，这些狐狸精不仅仅是性的对象，她们还有极为鲜明的性格——她们实际上是中国知识分子潜意识中的阿尼玛原型。

第三节　什么是梦魇？

　　梦魇是以焦虑、恐惧为主的梦境体验，常反复出现，对梦的内容有详细回忆。这种梦境体验十分生动，常涉及威胁生存、安全或自尊的内容，发作中有植物神经兴奋表现，但没有显著的发声或躯体运动。一旦醒来，其警觉性和定向力迅速恢复。

　　梦魇即是指噩梦。就"魇"字而言，许慎在《说文解字》中言："魇，梦惊也。"《字苑》释为"眠内不祥也"。《广韵》干脆直释为"噩梦"。常常因为在梦中仿佛看见或遇到可怕的事情而惊叫、呻吟。这种梦对人的刺激非常强烈，做梦者一觉醒过来后，能清楚地回忆起梦的内容；这些梦境使人感到十分惊惧，并使人处于极度焦虑之中，或为妖魔鬼怪玩弄，戏于股掌之上；或被穷凶极恶之人、饥肠辘辘之兽穷追不舍；或是自己亲朋好友陷入某种灾难的边缘……想喊时，自己的喉咙仿佛被什么东西堵住，喊不出来；想逃时，自己的两腿仿佛被谁的手拴住往后拉，逃不了，万般无奈，透不过气来，几近窒息。在将醒未醒之际，常常感到身躯和四肢难以动弹，仿佛被什么东西捆住了手脚一般，几经周折，才终于清醒过来，这时已是一身冷汗，三魂已被惊走了两魂。有些占梦者认为，这是梦者的灵魂受压迫所致。

　　梦魇发生在有梦的眼快动睡眠阶段。因为眼快动睡眠在后半夜的睡眠中占的比例较高，所以梦魇在后半夜发生的机会更多，做噩梦的当时，心跳和呼吸可能会增快，但是不会有显著的植物神经反应。儿童从梦魇中醒来，常常会哭，会说害怕，家长的安慰能使他安静下来继续入睡。

　　噩梦的发生，既有外界的生理刺激，也有内在的心理创伤。在外因来说，梦魇多半是睡觉时被子盖住了嘴鼻，或者是把手压在胸部所引起的。人在睡眠时，心和肺的活动能力相对减弱了，所以，当嘴和鼻孔被被了挡住或胸部受到压迫时，就感到心脏活动受到阻碍，呼吸困难。这种来自外部的刺激很快传到大脑皮层，便引起不正确的反应，于是，噩梦就产生了。有的人在梦中看到鬼怪扑在自己身上，张牙舞爪，要吃掉自己似的，于是想挣扎，想喊叫，但是大脑指挥手脚肌肉运动、发声的部分却还处于抑制状态，所以梦里想挣扎，手脚却一动也不能动，想大喊大叫，却一点声音也喊不出来。此外，有的人患了某些慢性疾病，如慢性扁桃体炎、慢性鼻炎、慢性支气管炎等，这些疾病常常发生呼吸不通畅的毛病，因此在睡梦中，也容易发生噩梦。

　　从噩梦的内因方面来看，做梦者在做噩梦之前，精神上一定受到过刺激，留下了难以治愈的心理创伤。人在醒着的时候是靠理智支配着生活的，因此，早年留下的心理创伤便被理智抑制着，难以尽情"倾诉"，而当人进入睡眠状态时，理智便失去了它的权威性作用，意识被弱化，潜意识登场亮相了，梦者早年留下的心理创伤便"借助"噩梦而尽情"表现"。韩愈在《游湘西寺》一诗中云："犹疑在波涛，怵惕成梦魇。"可见，梦魇确与恐惧警惕心理相连。

　　现代心理学家认为，人们之所以做噩梦，通常是和梦者童年时所害怕的一些事物有关，这大致可以追溯到人们一生中曾经历过的那个无力自助的孩提时期。三岁至六岁的小孩子最容易做噩梦。一个成年人一旦感到自己的安全没有保障，或是想起昔日某些令人恐惧和不安的事情，也可能产生噩梦。

　　梦魇真的是鬼压身吗？

　　梦魇的感觉很不好，醒着却无法发出声音，无法移动肢体，就像灵魂附着在一具尸体上面。不但如此，这时候大脑会急切地想要入眠，人会无法抗拒地入睡，眼前会慢慢变黑，意识也会模糊。但这时候人出于对渴望拥有意识的本能和对梦魇的恐惧，极力想摆脱梦魇立刻醒来，却因为不能动，苦于无法起身。此时，若有人来碰你一下或者叫你名字，你就可以立刻醒来。

众所周知，梦魇出现在鬼怪小说中的几率很高，在传言中也经常被当做见鬼了。这是因为梦魇的时候出现幻觉的几率很高。

美国一个权威研究机构调查了那些自称遇见过外星人，和外星人交流过的民众，在他们述说那段经历的时候使用测谎仪，并从中淘汰了70％的造谣者。对剩下的上百人的调查中，研究人员发现他们的经历有着惊人的相似——几乎都是自称在半夜醒来时发现外星人造访自己的家。有的说看见外星人在卧室中溜达一圈后就不见踪影，有的声称被邀请到外星人的飞碟上去作了一番交谈。

这里就有两个疑问：他们的经历是否是真的，为什么测谎仪都测不出来他们是在撒谎。既然没有撒谎，为什么他们又都是在睡觉的时候发生了和外星人的接触呢？

因为他们梦魇了，并且产生了幻觉。研究人员称，梦魇时，也就是半梦半醒的时候产生的幻觉极为真实，通常自己醒来时都无法辨别事件的真实性。而且调查中发现，这些人在很早以前就相信外星人的存在，平常生活中都比较关注关于第3类接触的信息，并且渴望自己能够和外星人接触。外星人各方面的内容在他们思想里占有很大的比重，所以在梦魇中产生和外星人有关的幻觉也就很正常了，这也是所谓的"日有所思，夜有所梦"了。有的人在梦魇中产生了幻觉，然后又继续入眠开始做梦，梦的内容很可能是和那个幻觉有关的信息。例如产生鬼的幻觉的，被鬼发现你醒来了，朝你靠过来，然后噩梦又开始了。那些被调查者就梦见来到外星人的飞船，发生一系列故事。

通过这个故事就能够理解为什么一些人自称在鬼压身时看见鬼了，

因为我们中国的传统中历来就有很深的鬼怪文化，古人把对未知事物的恐惧解释为鬼，现代人是通过小时候听的故事、书本和电影各种传媒了解鬼，通常这些内容里的鬼更加恐怖。久而久之，就习惯把恐惧的东西和鬼联系起来。所以在梦魇的时候会害怕，然后就产生了鬼的幻觉。

所谓"鬼压身"，只是民间的一种迷信的说法，绝对不是真的鬼压床，更不是鬼缠身，事实上是罹患了睡眠障碍的疾病。"鬼压身"的现象，在睡眠神经医学上属于一种睡眠瘫痪（麻痹）（sleep paralysis）的症状，患者在睡眠当时，呈现半醒半睡的情境，脑波是清醒的波幅，有些人还会并有影像的幻觉，但全身肌肉张力降至最低，类似"瘫痪"状态。

既然鬼压身和鬼没有关系，那么怎么解释梦魇呢？

人在睡觉中，大脑处于休眠状态，中途会做梦。很多人都知道，在睡觉的时候，大脑中深睡眠与浅睡眠不停交替。当大脑浅睡眠时，人就会做梦；深睡眠的时候，就完全没有意识，感觉是在没有光的深海里一样。正常情况下，人都是从浅睡眠中醒来，若从深睡眠中醒来，发生梦魇的可能就很高。这时候，如果醒来却不能动，是因为大脑中负责接收信息的中枢苏醒了，而负责运动的中枢仍然在睡眠中，这时候人就只能眨眼、出气，却动不了，甚至连想咬自己的舌头弄醒自己都办不到。关于梦魇的解释就这么简单，其实和中风的病人没什么区别。因为大脑中一部分仍在睡眠，醒来的那部分在其影响下而继续入眠，所以会产生无法抵挡的困意。在半梦半醒过程中，人脑在这时候想到的东西都极容易投射成幻觉，和视网膜传送来的信息中途结合，传到人的信号处理中枢。因为真实程度极高，通常连大脑也会被欺骗。

了解了梦魇，希望大家不要对其感到过分恐惧，也不要因为以前梦魇时产生的幻觉而有心理阴影。

那么，如何预防和解决梦魇呢？

首先，是要养成健康的生活规律，保证足够的睡眠。还有就是睡前少喝水，不想睡的时候不要勉强自己。因为入睡的时候也有可能会有梦魇，不过出现幻觉的几率比较低。

正确的睡眠姿势也很重要。一般有梦魇的人都喜欢反着睡，就是胸部朝下，还有就是喜欢蒙头睡、仰卧、盖的被厚或手放在胸口上，日间精神过度紧张，晚饭过饱……这都是发生梦魇的诱因，如果侧身睡并避免上述诱因，就不会发生梦魇了。

当梦魇的时候，想弄醒自己，也有几个方法。梦魇的时候动手和脚几乎是不可能的，不过可以试着摆动脑袋。还有就是弄醒自己后不要睡在那里不动，这样极有可能又出现梦魇。最好要立即开灯起身，去喝点水，坐一坐，等头脑清醒一点再继续睡觉。

中医诊断认为，梦魇症是指睡梦中惊叫或幻觉有重物压身，不能举动，欲呼不出，恐惧万分，胸闷如窒息状，是一种常见临床症状，其发生与体质虚弱、疲劳过度、贫血、血压偏低以及抑郁、生气、发怒等情志因素有关。

由于人在入睡状态中血压进一步降低，造成心脑缺血，供氧减少，大脑皮层的运动中枢比感觉中枢先进入抑制状态；或由于外周神经进入抑制状态比中枢神经快，从而造成神志清楚、运动瘫痪的梦魇症。

中医认为梦魇症是由于气血两虚，气不周运，气滞血淤，凝阻经脉所致。因此，对梦魇症的防治，首先应注意加强营养，增强体质，防止过度疲劳，医治贫血，避免抑郁、生气、发怒等不良情绪。对低血压患者，可用中药黄芪、党参、当归、甘草各20克，水煎内服，半月为一疗程，大多患者在一疗程内血压可恢复正常。

此外，梦魇症的防治尚可采用导引法，具体方法为屈大拇指，用其余四指向内握住大拇指，尤其是入睡时要养成习惯，常做不懈，如此可使梦魇症发作逐渐减少。

第四节　什么是梦游？

梦游是一种变异的意识状态，使人与周围的环境失去了联系，梦游者似乎生活在一个私人的空间里，在进行一项意义重大的活动，该活动往往是梦游者压抑的痛苦的经历的重现，醒后往往是不记得了。

梦游多出现在儿童时期，约 1% ~ 6% 的儿童偶有梦游现象，如果将仅出现一次梦游的儿童也算进去，梦游的出现率约 25% 。一般来说，儿童梦游不算什么大毛病。相比之下，成人梦游则少得多了，但成人梦游则是一种病态行为。

出现安静的梦游时，孩子起床，像幽灵一样在卧室或起居室中来回走动。有的孩子则完全睡意蒙眬、无意识地走向卫生间。

在安静的梦游时，孩子有可能打开房门或窗户，甚至爬上阳台。"梦游很安全"这一说法，容易让人误入歧途，其实这些孩子正处于危险之中。他们看起来似乎在做一些有意义的和目标明确的活动，但事实上他们不知道自己在做什么，因为他们还在睡觉。

如果孩子出现梦游，首先要做的一件事就是加强窗户和房门的安全性，避免让孩子处于危险之中和伤害自己。

第五节　什么是夜惊？

夜惊和梦游十分相似，但更让人担忧：孩子在入睡后 1～4 小时突然开始大声尖叫，严重时还对自己拳打脚踢。大部分情况下孩子不让人触碰，而且极度烦躁。孩子目光游离，似乎不认识家人。也许他（她）爬起来到处跑，好像被什么东西追逐；也许会出汗，心跳加快。发作时间很短，但也会持续 20 分钟甚至半个小时。如同开始时一样，消失的也很突然。最后孩子会松弛下来，让人送回床上继续睡觉。如同安静的梦游一样，孩子在第二天什么也记不起来了。

如果孩子小于 6 岁，并经常出现夜惊发作，家长不用担心。孩子既无严重的疾病也没有心理上的障碍，其原因主要是睡眠过程还没有发育成熟。如果孩子白天很害怕和紧张，就应该接受专业的咨询。如果孩子已经 7 岁或更大，并且夜惊发作的次数越来越多，家长就应该考虑接受专业的咨询。

6 岁以下的孩子，给他（她）最好的帮助就是什么也不做。如果孩子不能安静下来，家长就回到他（她）的房间，并静静地等待。在孩子夜惊发作的时候，为安全起见，家长可以密切观察他（她）。

不要叫醒孩子，也不要在第二天早上询问他（她）晚上的事。

尽量让孩子的作息时间有规律和保证充足的睡眠，有必要考虑让孩子重新午睡。

如梦游一样，夜惊并没有好的治疗方法。这里所介绍的方法只是起着改善症状的作用。在一定的程度上家长必须坦然接受孩子夜惊的事实，并同孩子一起面对它。要相信随着时间的推移，夜惊会自行消失的。

夜惊发作一般出现在前半夜，即入睡后 1 ~ 4 小时内，它与做噩梦有关。

第六节　什么是神游？

一般人都认为神游和梦游是一样的，其实，二者是有区别的。梦游者梦游时演绎的是他自己，历时较短，最多是一夜；而神游者神游时，扮演的是别人的角色，历时较长，少则几天，长则几年，真像是人生如梦。神游时往往是出游外地，是另外的人格，醒来时就恢复原来的人格。

神游的因素有三个：

心理因素。长期的压力让人向往另一种人生，这种压力达到一定程度时，就会神游。

酒精致病。过多地饮酒使人意识模糊，无意识活跃，导致神游。

宗教神秘体验。宗教信仰使人的心理诱导出不同的人生体验。

要消除神游就要从起因上着手，是心理因素时要积极、适宜地解压，是酒精导致的就要少饮酒甚至戒酒。重要的是要有积极的处世态度。

第七节　古人对梦的不同解释

　　以文献为基础，中国主要是对梦的起源、医梦本质的认识、梦的分类、病梦产生的原因、梦证的中医治疗原则与方法等方面进行探讨。专家认为，中国对梦的研究起源于古人对梦本质及其与生命、生活、健康关系的探索，最早见于哲学、政治、宗教、医学等著作中。梦可分为思梦、病梦和征梦等。医学认为梦是心神处于不同状态下的"魄飞扬"，人体生理病理状态的表现形式。梦的产生原因主要有邪寓致梦、情志致梦、脏腑气血失调致梦。病梦资料的合理收集对中医学的辩证和治疗有着重要的指导价值。

　　《庄子·齐物论》白话：从前有一天，庄周梦见自己变成了蝴蝶，一只翩翩起舞的蝴蝶。自己非常快乐，悠然自得，不知道自己是庄周。突然梦醒了，却是僵卧在床的庄周。不知是庄周做梦变成了蝴蝶呢，还是蝴蝶做梦变成了庄周？庄周与蝴蝶必定有区别，这就是所说的"物化"。

　　中国古代人解梦，一般有七种方法，称为"占梦七法"（一说是"八法"），分别是："直梦法"（梦象很直接地反映现实）、"测字法"（将算命的测字术用于有文字象征物或把象征转化为文字来占梦，如"木边鬼为槐"，故认为梦见槐树是凶）、"谐音法"（如梦见鞋，实为"谐"，意为顺利、成功）、"象征法"（即某物代表固定含义，如李白梦笔生花，预示他将以文章行天下）、"五行八卦法"（利用阴阳五行原理来解梦）、"演义法"（即推理法）、"反梦法"（现在仍很常用的以梦象的反面来占梦的方法）。这些方法均有个共同之处，就是完全不考虑整个梦的结构和主题，而是只抓住其中一个或几个细节加以分析。虽然古书中所记载的占梦案例神乎其神，但与人类无限频繁的梦活动相比，其成功率很低，按概率来说，在无限中成功几百次几千次是完全可能的。而且，从经验来看；对分析对象越熟悉，分析的准确性就越高，这一点连非专业人士都可以自行验证。

弗洛伊德的解梦注重于心理的分析和人的潜意识结合，而中国古代则侧重于"算"，它会有一套固定的解析方程来对号入座，当然这并不是中国古代解梦的全部，但是万变不离其宗。

第八节 梦有预兆有没有科学根据？

最古老的一种信念认为梦是有预兆的。例如：景颇族认为梦见枪、长刀，是妻子生男孩的预兆；梦见铁锅，是妻子生女孩的预兆。汉族也同样有这种观念。殷商时期的甲骨文中，就有用梦卜吉凶的记载。历代史书中，都有梦预言吉凶的记录。例如《晋书》载，曹操曾梦见三匹马在同一个槽里吃食。曹操认为这预示着司马懿、司马师和司马昭（三马）父子将篡曹（槽）氏天下，还警告曹丕要留意。

传说中这种例子多得不胜枚举，如《左传》中记载，宋景公死后，得和启两个人争夺王位。得梦见启头向北而躺在卢门外边，得自己是一只乌鸦在启的身上，嘴放在南门上，尾在桐门上。于是得认为，他的梦好，象征着他将成功地继承王位。后来他真的被立为宋的君王了，得为什么认为这个梦好呢？是因为中国古代有释梦理论认为："头向北躺着，代表死；在门外，代表失去国家。"所以启会失败，而得面对南方"南面为王，"而且控制着各个城门，自然得应该成功。

由于相信梦的预兆作用，中国古人会根据梦来决定自己的行动。据说唐朝开国皇帝李渊在刚刚要起兵反叛隋朝时曾做过一个梦，梦见自己掉到床下，被蛆吃，他认为这是表示自己要死的预兆，所以不起兵。而他手下的一个人解释说："落在床下，意思是'陛下'，被蛆吃，表示众人要依附于你，这个梦表示你要当皇帝。"李渊听了这话，放心地起了兵，后来他果真推翻了隋朝，当上了唐朝的皇帝。

西方文化中，也有与此相同的观念。例如《旧约》中埃及法老梦见 7 只犍牛，随后有 7 只瘦牛出现并把犍牛吃掉。约瑟夫告诉法老这预示着："将有 7 个灾荒年，会把前 7 年的盈余全部耗光"。

这种古老的信念至今仍然存在。现代仍有不少人相信梦能预示未来。虽然他们在理智上往往承认这是种迷信，但心中却隐隐觉得这种说法也有道理。

梦是一种深刻的体验方式，它的这一特性使得我们迫切想了解梦的本质和意义。有时候，人们会感觉某个梦特别逼真，即使没有醒来，他们也会觉得这个梦具有某种重要的征兆，但却无法解析梦的含义。而这种挫败感会让我们忽略这些梦，并认为它们毫无意义。

在古代就有人认为梦是一种毫无意义的现象。罗伯特·麦克卡莱和 J·艾伦·霍布森于 1977 年从纯心理学的角度对梦进行研究，提出梦的激活—合成模式理论，也是为了驳斥梦有具体含义这一观点。

虽然这种梦的分析理论有一定的道理，但是却无法令大家满意。纵观人类历史和世界文化，梦（至少部分梦）具有含义的观点还是占据主导地位的。在现代心理学和心理分析法理论之前，人们觉得梦是某种征兆；而在某些民族，有些人被认为具有解梦的天赋。

古代最常见的解梦工具就是解梦宝典，里面对各种各样的梦有着详尽的解释。在古代的解梦宝典中，有时候，梦和所预测的事之间的联系非常牵强。比如，当人梦见自己坐在屋顶，这种梦可能被解释为做梦者在近期不宜出远门；而在当代的解梦宝典里，梦的象征意义和解释之间的联系则比较有理有据。

虽然这种联系并非由弗洛伊德提出，但是弗洛伊德和弗洛伊德学派的支持者却认为梦在理解做梦者的心理方面，特别是在揭示做梦者的心理问题方面发挥着重要作用。弗洛伊德认为，梦的目的是让人们满足那些不被社会接受的本能欲望。但是，当这种欲望赤裸裸地出现在梦中的时候，我们并不会被这种强烈的情感唤醒，这是因为梦的真实含义被隐藏了。因此，弗洛伊德解梦理论的目的是发现梦的隐藏含义。

而荣格的观点并不那么激进，他认为无意识自我是低层次的本能和高层次的精神冲动的集合体。梦的目的不是隐藏，而是同意识进行交流。换言之，具有理解力的无意识能够指导或帮助意识自我。但是，无意识语言是间接和具有象征意义的，需要解析。荣格的解梦理论认为，解梦的目的是帮助患者正确理解来源于无意识心理的信息。

第九节 古人升迁为什么要与梦联系在一起?

中国古代流传的梦故事很多，与其说这是古人的梦，不如说是古人的寓言。因为这些梦故事中有很多并不是（或者并不能肯定是）梦，而是古人编出来以传达自己的思想的。中国古代的梦故事大致可以分为以下几类。

人生如梦类。以著名的庄周梦蝶故事为代表。梦很简单，庄周梦见自己是一只蝴蝶。他醒来后，提出一个很难解的哲学问题：“是庄周梦见自己变成了蝴蝶，还是蝴蝶梦见自己变成了庄周？”从现象学角度看，我们没有办法分辨这两种假设孰真孰伪。

占梦。"姜太公钓鱼——愿者上钩",这是人们熟知的一条歇后语。姜太公的真名叫吕尚,在辅佐周武王灭商建周的功绩中名噪天下,但他被重用并非钓鱼有奇招或是拉关系、靠裙带,而是因为周文王在一次奇梦中认识了他,以致后来"占梦"一词从此竟成为帝王求得贤相的典故。

梦刀。北宋政治家王安石有一句诗:"行追西路聊班草,坐忆南州欲梦刀。""梦刀"指的是什么?这里有一个典故:西晋大将王浚,一次在梦中看见卧室屋梁上挂着两把刀,一会儿又增加了一把。醒后,他请人释梦。释梦者说,三把刀是"州"字,本为两把,又加一把,是"益"的意思,大概是你要被派往益州做官了。过了几天,王浚果然被委为益州刺史。这当然有可能是释梦者根据王浚的意愿,进行猜测而巧合朝廷的任命。但此后,"梦刀"一词就成了地方官升迁的典故。

梦尸。在人们的眼中,当官本为吉祥喜事,可古人却以梦尸为得官之兆。何以如此,《世说新语》一书中给了这样的解释:"官本是臭腐,所以将得而梦棺尸;财本是粪土,所以将得而梦秽污。"故北宋文学家苏东坡在诗中这样写道:"居官死职战死绥,梦尸得官真古语。"

第十节 梦与精神状态

如果把我们心灵的领域比做一座园林的话,这也许应该说是一座夜间的园林:除了在一间房子里亮着灯以外,树林、池塘、草地和假山都处于黑暗之中。借助淡淡的星光,我们可以隐隐约约看到房子外的事物,但是那一切都是变形的,树木像高大可怕的人,池塘闪着奇异的光泽,假山的洞穴更是神秘。亮着灯的房子是我们的意识,对意识中的思想,我们很清楚。房子外黑暗的区域是我们的潜意识，是我们自己也不很了解的那部分心灵，是我们内心深处那些潜藏着的情感和意念。

许多人误把亮着灯的房子当成了自己的全部心灵，以为自己完全了解自己。但是，有些时候，我们也会被一种难以控制的情感左右，而我们却不知道这情感的由来。我们会奇怪地说："今天这是怎么了，为这么一件小事如此愤怒？"虽然我们否认房子外的事物的存在，但是树林里的风声会传到房子里，草地里的秋虫会闯入房子里，甚至毒蛇也会爬进房子里，不论是否承认潜意识的存在，潜意识中的东西都会对人产生影响。

而释梦或许可以说是一个手电筒，它可以帮助人们看清自己内心中那看不清楚的一切，有时，甚至可以将它比做月光，可以照彻人们的内心，使人们在这一时刻真正完全了解自己。

一个 18 岁的男孩讲过这样一个梦："一只小鸟被我踏在脚下，我想抓住它，想捆住它的脚。不料我一拉，竟把它的头和皮拉掉了，血肉模糊。我还记得我威胁它'你跑就把你喂猫'。"

其实，"小鸟"指的是他的女友，他很担心她离开他，于是想捆住她，但是却无意中伤害了她。

他的梦已经指出了小鸟想飞走的原因，他把"它""踏在脚下"。经过释梦，他可以明白这样对待小鸟的后果是伤害了小鸟，而只要他不把"它""踏在脚下"，"小鸟"就不会想"逃走"。假如不释梦，他就得不到这个启示，就不能认识到他在恋爱中错在了什么地方。

有些时候，梦作为来自内心的独白，可以帮助我们选择人生的道路。

美国心理学家弗洛姆曾分析过这样一个梦："我坐在一辆停在高山脚下的汽车里，该处有一条通到山顶的狭窄而特别陡峭的路。我犹豫是否该开上去，因为路看来很危险。但是一个站在汽车旁边的人叫我开过去不必畏惧。我决定遵从他的劝告。于是我开上去，路越来越危险，已没有办法使汽车停止，因为那时不能回头。当我接近顶峰时，引擎突然停止，刹车失灵，于是汽车向后滑回去，并坠向万丈悬崖！我很恐怖地惊醒过来。"

做这个梦的人是一位作家。当时，他正面临一个选择，他可以得到一个赚很多钱的职位，但是他同时必须写他所不相信的东西。梦中鼓励他开上山路的那个人，是他的一位朋友，一个画家。他选择一个赚钱很多的行业，做肖像画家，现在虽很富有却丧失了创造力。

弗洛姆对这个梦的解释是：开车上山象征着像朋友一样选择钱多地位高的职业，但是，他内心中知道，这条道路是危险的。"在梦的图像里毁灭的是他自己的肉体，这象征了他的智慧与精神上的自我正处于被毁灭的危险中"。

梦使我们能洞察自己的内心，知道什么是自己真正的需要。在我们面临重大选择时，我们的梦可以给我们启示。

结 束 语

　　进入 21 世纪全新的科技时代，人们的健康意识空前提高，"拥有健康才能有一切"的新理念深入人心，因此有关睡眠问题引起了国际社会的关注。其实，睡眠从来就是人们感兴趣的研究课题，因为人的生命约有 1/3 是在睡眠中度过的，并且睡眠可以恢复精神和解除疲劳。睡眠对于大脑健康是极为重要的。未成年人一般需要有 8 小时以上的睡眠时间，并且必须保证高质量。如果睡眠的时间不足或质量不高，那么会危害生命或对大脑产生不良的影响，大脑的疲劳就难以恢复，严重的可能影响大脑的功能。

　　睡眠不足还会使人体免疫力下降，抗病和康复疾病的能力低下，容易感冒，并加重其他疾病或诱发原有疾病的发作，如心血管、脑血管、高血压等疾病。实践还证明，手术后的病人如睡眠不好，伤口愈合的时间会明显延长。儿童如患有严重睡眠不足，可影响其身体发育。因为在睡眠时，特别是在深睡期，儿童脑内分泌的生长激素最多，这是促进孩子骨骼生长的主要物质。

　　据世界卫生组织对 14 个国家 15 个基地两万余名在基层医疗就诊的病人进行调查，发现有 27% 的人有睡眠问题。失眠症对生活质量的负面影响很大，但相当多的病人没有得到合理的诊断和治疗。

　　所以总的说，"世界睡眠日"是让全世界关注所有睡不好的人。"世界睡眠日"的目的是要引起人们对睡眠重要性和睡眠质量的关注，提醒我们要关注睡眠健康及质量。关注睡眠质量就是关注生活质量，关注睡眠就是关注健康。

充足的睡眠、均衡的饮食和适当的运动，是国际社会公认的三项健康标准。但人们对睡眠的重要性普遍缺乏认识，所以2006年睡眠日的主题被确定为"健康睡眠进社区"，通过组织有效的宣传、免费诊治等有益活动，促进公众对睡眠的认识，增强人们对睡眠的关注意识。

睡眠是每个人在生命中都必须满足的一种绝对需要，就像食物和水一样。科学家们研究发现健康人能忍受饥饿长达3星期之久，但只要缺觉3昼夜，人就会变得坐立不安、情绪波动、记忆力减退、判断力下降，甚至出现错觉和幻觉，以致难以坚持日常生活中的活动。所以，睡眠对每个人来讲，都是绝对必需的、不可或缺的生活需要。

我国睡眠专家提出以下3条促进睡眠的建议，以提高公众睡眠健康水平，减少生理、精神和心理疾病的发生。

（1）建立良好的睡眠习惯，避免不良刺激，积极乐观向上，享受快乐生活。

（2）建立良好的心境，一旦出现睡眠障碍，积极争取专业医师的帮助，通过医患共同努力，战胜病魔。

（3）建立良好的用药方法，科学合理用药，避免不良反应，确保康复。

睡眠是人类生存的本能，良好的睡眠是身心健康的基本保证。可以说没有良好的睡眠，就没有健康的人生。